DE LA

MYOCARDITE SEGMENTAIRE ESSENTIELLE

ET PRINCIPALEMENT

DE LA FORME SÉNILE DE CETTE AFFECTION

PAR

J. MOLLARD

DOCTEUR EN MÉDECINE

Ancien interne des Hôpitaux de Lyon

LYON

IMPRIMERIE A. BONNAVIAT

Rue Sainte-Catherine, 13

1889

PRÉFACE

Le sujet de ce travail m'a été inspiré par mon maître M. le professeur Renaut. Il s'agit d'une forme nouvelle de cardiopathie découverte par lui et qui n'a point encore été décrite. C'est dans le service de M. Renaut, à l'hospice du Perron, pendant le semestre où j'ai eu l'honneur d'être son interne, que j'ai recueilli les nombreux documents cliniques et anatomo-pathologiques qui constituent le fondement de cette dissertation inaugurale. C'est enfin au laboratoire d'anatomie générale de la Faculté que j'ai poursuivi certaines recherches relatives à l'histologie pathologique de l'affection que je dois décrire. On voit par là que toutes mes recherches ont été dirigées et contrôlées par M. le professeur Renaut : elles ont ainsi acquis une valeur que j'aurais été impuissant à leur donner moi-même. Je ne saurais trop remercier mon excellent maître de l'extrême bienveillance qu'il n'a cessé de me témoigner, du concours précieux et pour ainsi dire quotidien qu'il m'a prêté dans l'élaboration de ce travail, de l'honneur enfin qu'il me fait aujourd'hui encore, en présidant à la soutenance de ma thèse inaugurale.

M. le professeur agrégé Vialleton et mon ami, M. Lacroix, interne des hôpitaux, et préparateur du cours d'anatomie générale, m'ont rendu faciles des recherches histologiques que j'aurais pu difficilement, sans leur secours, mener à bien. Je les en remercie bien sincèrement.

Je remercie également M. le docteur P. Lacour et M. Bonnaud, interne des hôpitaux, qui m'ont procuré deux de mes plus intéressantes observations.

Je ne saurais oublier enfin mes amis Duchesneau et Lyonnet, internes des hôpitaux, qui pendant six mois m'ont aidé à recueillir mes observations cliniques.

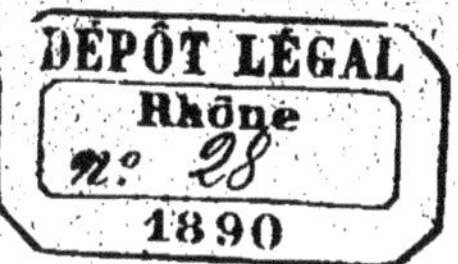

DE LA

MYOCARDITE SEGMENTAIRE ESSENTIELLE

et principalement de la forme sénile de cette affection

INTRODUCTION ET HISTORIQUE

Définition de la dissociation segmentaire du myocarde. — Découverte de cette lésion en 1877, par MM. Renaut et Landouzy. — C'est une lésion d'ordre général existant dans presque tous les cas où le myocarde est atteint d'asthénie, quelle qu'en soit la cause. — Sa fréquence par rapport à la rareté des myocardites dégénératives et en particulier de la stéatose. — Colrat démontre en 1879 que la dissociation segmentaire n'est le résultat ni des influences cadavériques ni des méthodes de préparation, et qu'elle ne peut pas être produite par des actions purement mécaniques; cas dans lesquels il l'a observée.

Hypothèses sur la pathogénie de la lésion. — Thèse d'agrégation de Pitres (1878) et thèse de Durand (1879) : rôle de l'acide sarcolactique. Argument fourni par l'asthénie subite du cœur forcé; pseudo-rhumatisme de surmenage d'Albert Robin. — Thèse de Chalot (1880) : théorie trophique de Colrat et Chalot.

Rôle de la dissociation segmentaire dans les affections cardiaques non valvulaires, dans les ruptures du cœur; ses rapports avec la sclérose. — Myocardite segmentaire des maladies aiguës.

Toutes les fois que le cœur devient asthénique et reste tel jusqu'à la mort, on trouve la dissociation segmentaire. — Son signe révélateur majeur est la faiblesse de la contraction efficace du cœur, traduite par l'arythmie des artères périphériques. — Marche de la dissociation segmentaire dans les cardiopathies vulgaires; relation entre sa généralisation et la cachexie anémique préasystolique des maladies organiques du cœur.

En dehors des cas où elle est commandée par une lésion organique du cœur, par des maladies des reins, etc., il existe une forme essentielle de la myocardite segmentaire. Cette forme est surtout une forme sénile. Elle est reconnaissable dans tous les cas au lit du malade, et possède une individualité symptomatique et anatomo-pathologique propre.

Historique de la question au point de vue de son caractère sénile. — Ce qu'on a entendu jusqu'ici par cardiopathie sénile ou cœur sénile, et ce à quoi on l'a rapporté. — La myocardite segmentaire essentielle est une forme très fréquente du cœur sénile.

Je me propose de décrire cliniquement dans ce mémoire une forme de cardiopathie indépendante de toute lésion valvulaire et uniquement caractérisée par la dissociation segmentaire du myocarde.

Je décrirai cette cardiopathie sous le nom de myocardite segmentaire essentielle, et je m'attacherai principalement à l'étude de la forme sénile de cette affection que j'ai pu étudier pendant mon internat à l'hospice du Perron, dans le service de mon maître, M. le professeur Renaut.

Sous le nom de myocardite segmentaire, M. Renaut décrit actuellement une altération du myocarde caractérisée par la dissociation des cellules musculaires ou segments de Weismann qui, en se soudant bout à bout, constituent les fibres musculaires arborisées du cœur. Et la dissociation segmentaire du myocarde consiste essentiellement dans la fonte du ciment qui unit les unes aux autres les cellules musculaires cardiaques, et qui se montre, entre les cellules consécutives et dans leur travers, sous la forme du trait scalariforme d'Eberth.

Cette lésion avait primitivement reçu le nom de fragmentation ou de désintégration segmentaire dans les premières descriptions qui en furent faites d'abord par MM. Renaut et Landouzy, puis par Colrat, A. Durand et une série d'auteurs qui s'en sont ensuite occupés.

Le terme de dissociation segmentaire ou de myocardite segmentaire a été depuis substitué par M. le professeur Renaut et doit être en somme adopté comme préférable. Celui de fragmentation du myocarde en segments cellulaires est trop complexe ; celui de désintégration n'est au fond pas exact, car on a l'habitude de désigner par désintégration, en anatomie pathologique générale, un processus régressif d'ordre moléculaire qui, ici en particulier, manque presque totalement et dans tous les cas, s'il existe, n'est ni constant ni caractéristique.

Lorsqu'en 1877, MM. Renaut et Landouzy (1) découvrirent l'importante lésion du myocarde dont nous venons de donner la définition, ils entendirent décrire une lésion d'ordre général existant dans la presque totalité des cas où le myocarde est atteint d'asthénie, quelle que soit d'ailleurs la cause de celle-ci. Ils spécifièrent seulement que presque sans exception la lésion des fibres musculaires du cœur asthénique, au lieu de consister dans la myosite ou dans la dégénérescence graisseuse, c'est-à-dire dans la stéatose de l'élément contractile, était représentée purement et simplement par la fonte du ciment existant au niveau des traits scalariformes d'Eberth et par la fragmentation consécutive, par le morcellement de la fibre musculaire du cœur qui perdait ainsi sa continuité dans les limites de la lésion.

Posée dans ces termes, la question de la dissociation segmentaire devenait aussi claire que possible. Il s'agissait d'un processus général et non point d'une lésion spécifique appartenant en propre à telle ou telle maladie du myocarde ou plus généralement du cœur prise en particulier.

De même que dans une inflammation, de cause quelconque, se réalisant dans le tissu conjonctif lâche, on voit s'opérer le double mouvement de diapédèse et de prolifération des cellules fixes du tissu, de même

(1) Renaut et Landouzy. *Société de Biologie*, 1877.
J. Renaut. Note sur les altérations du myocarde accompagnant l'inertie cardiaque. *Gazette hebdom.*, juillet 1877.

dans l'asthénie cardiaque, qu'elle fût consécutive à des lésions valvulaires, à des endocardites siégeant en dehors des valvules, à des péricardites chroniques ou à n'importe quelle autre lésion du cœur, on voyait apparaître *anatomiquement* la dissociation segmentaire, tandis que *fonctionnellement* le myocarde devenait plus ou moins inerte, comme il arrive dans l'asystolie consécutive aux affections valvulaires, prise pour type de toutes les autres.

Cette manière de concevoir la dissociation segmentaire et de lui donner sa valeur ne nous paraît pas en fait avoir été bien comprise. « Ce qui enlève, dit dans un manuel tout récent d'anatomie pathologique M. le professeur agrégé Bard (1), à la *désintégration* segmentaire l'importance que les auteurs qui l'ont décrite voulaient lui attribuer dans le mécanisme de l'asystolie, c'est qu'on la retrouve dans les cas les plus divers et même à l'état de santé; *Colrat l'a constatée dans le cœur d'un supplicié, fait signalé d'ailleurs dans la thèse de Durand* » (2). Comme nous le montrerons plus loin, la myocardite segmentaire n'existe point dans le cœur parfaitement sain. D'autre part il est tout naturel qu'on la retrouve dans une foule de cas qui n'ont de commun

(1) Bard. *Précis d'anatomie pathologique*, p. 397, 1889.

(2) Cette constatation a été faite non par Colrat qui se borne à la rapporter, mais par M. le prof. Renaut. Elle concerne le cœur du supplicié Laurent, alcoolique et dont le foie présentait des lésions non douteuses de cirrhose vulgaire. Quelques-unes des préparations de ce foie ont certainement passé sous les yeux de M. Bard, qui à cette époque était préparateur du cours d'anatomie générale, car elles ont longtemps servi et servent encore aux exercices pratiques. L'alcoolique Laurent était tout simplement atteint d'un commencement de myocardite segmentaire essentielle, comme beaucoup d'autres alcooliques.

entre eux que l'affaiblissement de la puissance musculaire du cœur, quelle qu'en soit d'ailleurs la cause primitive. Dans ces conditions elle ne peut pas plus être l'apanage d'une maladie en particulier que la sclérose des centres nerveux, identique histologiquement dans la sclérose latérale et dans l'ataxie locomotrice ne peut être considérée comme une lésion appartenant indivuellement et exclusivement à l'une ou l'autre de ces maladies ou comme ne possédant ni dans l'une ni dans l'autre la valeur qui lui a été attribuée.

Le premier des anatomo-pathologistes qui se soit préoccupé de la dissociation segmentaire est M. Colrat (1). En 1879 il démontra d'une façon irréfutable que cette lésion n'était le résultat ni des influences cadavériques ni des méthodes de préparation usitées pour la mettre en évidence. Il en constata l'existence dans un grand nombre de cas étrangers à l'asystolie consécutive aux maladies valvulaires du cœur (hypertrophie cardiaque consécutive au mal de Bright, phthisie et emphysème pulmonaires, cachexie cancéreuse, fièvre typhoïde, etc.) Il fit remarquer que l'altération peut être généralisée, mais que le plus souvent elle est localisée soit au ventricule gauche, soit à un point de ce ventricule ; il nota que les piliers de la valvule mitrale paraissent être atteints les premiers, car ils sont altérés toutes les fois que la dissociation segmentaire existe ailleurs et dans quelques cas ils sont seuls lésés. Une seule fois il vit l'altération bornée au ventricule droit

(1) Contribution à l'étude des myocardites chroniques et de la désintégration cardiaque, *Lyon-Médical*, 1879, T. 32, p. 253.

dilaté et comme forcé par l'emphysème pulmonaire. Enfin il fit voir qu'aucune action d'ordre mécanique n'est capable de produire la dissociation segmentaire sur un cœur sain. Le travail de M. Colrat est de la plus haute importance et doit être d'autant mieux pris en considération qu'il a été le point de départ d'une théorie pathogénique que nous relaterons dans un instant.

La thèse de Durand (1) est le deuxième travail fondamental se rapportant à l'étude de la dissociation segmentaire. L'auteur s'est placé principalement au point de vue anatomo-pathologique et a donné de la lésion une description qui jusqu'ici est restée la plus complète. C'est dans ce même travail que fut développée la théorie pathogénique proposée pour la première fois par M. le professeur Renaut dans son cours d'anatomie générale de la Faculté de Lyon, puis reproduite par lui dans la thèse d'agrégation de M. le professeur Pitres (2). Cette théorie consiste à assimiler la cause de la fonte du ciment des traits scalariformes à l'action bien connue des acides faibles sur ce même ciment. M. Renaut suppose que l'acide sarcolactique, produit constant de la contraction musculaire, pourrait être l'agent dissolvant du ciment intercellulaire. « Si un œdème existe chroniquement, si non seulement les vaisseaux sanguins efférents sont le siège d'une congestion intense, mais si encore les voies lymphatiques sont

(1) Durand. *Etude anatomique sur le segment cellulaire contractile et le tissu connectif du muscle cardiaque*. Thèse Lyon, 1879.

(2) *Des hypertrophies et des dilatations cardiaques indépendantes des lésions valvulaires*, p. 97, 1878.

oblitérées (cirrhose cardiaque, adhérences péricardiques, symphyse, etc.), le liquide baignant de toutes parts les fibres cardiaques, contiendra, entre autres produits, l'acide libre dont nous venons de parler, et dès lors la dissociation segmentaire pourra se produire. » (1)

Nous reviendrons sur cette hypothèse pathogénique. M. Colrat et son élève Chalot (2) en ont proposé une autre. Le ciment intercellulaire étant produit et en somme sécrété par les cellules musculaires cardiaques qu'il unit, sa destruction pourrait être due à un trouble de nutrition de la cellule elle-même. On ne saurait contester l'importance de cette vue, elle est complémentaire mais non antagoniste de l'hypothèse de M. le professeur Renaut, et à ce titre nous devrons très vraisemblablement en tenir compte lorsque nous étudierons la pathogénie de la lésion. On connaît en effet aujourd'hui l'importance non seulement de l'acide sarcolactique, mais encore d'une série de produits toxiques de la contraction musculaire. M. Albert Robin (3) a mis magistralement en lumière l'influence des toxines élaborées par les muscles fatigués dans le pseudo-rhumatisme de surmenage. « On est aussi en droit, ajoute-t-il, d'imputer au surmenage certaines affections cardiaques. » Il serait intéressant, à ce point de vue, d'étudier le cœur forcé tant au point de vue histochimique qu'au point de vue de la dissociation segmentaire. On sait en effet que

(1) *Titres et travaux scientifiques de M. le professeur Renaut*, Lyon 1887, p. 90.

(2) Chalot. *Etude sur la désintégration de la fibre musculaire cardiaque.* Thèse Paris, 1880.

(3) A. Robin. *Clinique et thérapeutique médicales*, 1887, p. 416.

dans ce cas un travail excessif et de courte durée est capable de produire l'asthénie cardiaque et l'asystolie.

A la suite des travaux que nous venons de citer, quelques anatomo-pathologistes se sont encore occupés de la dissociation segmentaire. M. Juhel-Renoy (1) lui attribue un rôle important dans le complexus anatomo-pathologique spécial aux affections cardiaques non valvulaires. « Dans la majorité des cas, dit-il, j'ai rencontré des lésions irritatives du tissu conjonctif qui, jointes à la désintégration cardiaque de MM. Renaut et Landouzy me semblent jouer le rôle dominant dans la pathogénie des accidents asystoliques. » Il ajoute avec raison que toute l'asystolie n'est pas par là, car ce serait envisager d'une façon bien restreinte ce grand syndrôme et rayer d'office toute une catégorie de faits qui, pour être ignorés, n'en existent pas moins.

Dans ces derniers temps et principalement à la suite des travaux de MM. Debove et Letulle sur la sclérose cardiaque, la dissociation segmentaire a plutôt été rejetée sur un second plan que mise en lumière. On note (2) cette lésion comme liée à la cirrhose du cœur, à sa surcharge adipeuse, à l'athérôme artériel qui, pour M. Huchard par exemple, joue un rôle prédominant et pour ainsi dire exclusif dans la pathogénie des altérations myocardiques. Duplaix, dans son travail sur la sclérose, fait cependant observer que la dissociation segmentaire existe aussi bien dans les régions du myo-

(1) Juhel-Renoy. Des affections cardiaques non valvulaires. *Arch. gén. de méd*, 1883, T. 2.

(2) Duplaix. Contribution à l'étude de la sclérose. *Arch. gén. de méd.* 1885. T. 1. Brousse. *De l'involution sénile*, Th. d'agrég., 1886.

carde où toute lésion scléreuse fait défaut que dans celles qui sont envahies par le processus morbide. M. Albert Robin (1) se plaçant au point de vue particulier des ruptures du cœur accorde à cette lésion une importance capitale. Pour lui, « la sclérose cardiaque, l'atrophie et la dissociation des faisceaux musculaires se présentent comme la condition anatomique prédisposante qui a préparé la rupture cardiaque, tandis que la segmentation cardiaque joue le rôle d'une condition immédiatement déterminante. »

M. Déjerine (2) enfin tournant son attention du côté d'un ordre de faits déjà signalés par Colrat montre l'existence de la dissociation segmentaire dans le myocarde des typhiques frappés de mort subite. On peut donc dire qu'aujourd'hui la notion de la myocardite segmentaire a sa place marquée dans la science. Tous les auteurs qui se sont donné quelque peine pour la rechercher on ont constaté l'existence dans le tissu musculaire du cœur devenu asthénique. Au contraire, les stéatoses aiguës sont si rares qu'on peut les considérer comme des causes exceptionnelles d'inertie cardiaque.

Et à ce point de vue il est intéressant de noter que, depuis le travail de MM. Renaut et Landouzy, tous les auteurs qui ont repris ou seulement examiné la question et qui étaient véritablement des histologistes ont toujours proclamé hautement et comme un fait évident l'extrême rareté de la dégénérescence graisseuse vraie

(1) Albert Robin. *Clinique et thérapeutique médicales.*

(2) J. Déjerine. Sur les altérations du myocarde comme cause de mort subite dans la fièvre typhoïde, *Soc. de biologie*, 26 décembre 1885.

des fibres musculaires cardiaques. Par contre, la majorité des médecins qui s'occupent exclusivement de clinique ont continué d'accorder à la dégénérescence graisseuse la part considérable qui lui avait été attribuée par Stokes dans la production de l'inertie cardiaque. D'un autre côté le mouvement actuel qui pousse les anatomo-pathologistes et les médecins à se préoccuper avant tout des scléroses a porté nombre de bons esprits à les rechercher dans le cœur et à leur faire jouer un rôle énorme dans l'asthénie de cet organe. La vérité n'est point en ces opinions exclusives. Longtemps encore probablement le pigment jaune que les progrès de l'âge et la poursuite du fonctionnement accumulent autour des noyaux des cellules cardiaques sera pris pour de la graisse par ceux qui, pour examiner un myocarde malade, ne se servent ni d'acide osmique ni d'éther. De même on demeurera enclin à généraliser à toutes les affections cardiaques sans lésions des deux séreuses ni des valvules la notion de la cardite interstitielle si bien étudiée par Debave et Letulle dans le cœur rénal, dont la déchéance ne peut être rapportée à des lésions valvulaires absentes. Le but de notre travail est précisément d'établir et de mettre en lumière une de ces formes de cardiopathie ; nous n'avons donc pas à insister ici davantage sur ces causes d'erreur dans l'appréciation.

Mais nous devons une fois encore faire ressortir ce fait véritablement typique et fondamental, que, quelle qu'en soit la cause première, en dehors des stéatoses aiguës, toutes les fois que le cœur devient asthénique et reste tel jusqu'à la mort, on trouve dans le myocarde la dissociation segmentaire. Et quand elle existe seule nous ajouterons qu'elle a ses signes révélateurs dont le principal est la faiblesse de la contraction efficace du cœur traduite par l'arythmie des artères périphériques. Cette arythmie plus ou moins évidente et plus ou moins continue, une recherche sphygmographique attentive et bien faite la révèlera toujours.

Dans les cardiopathies vulgaires caractérisées anatomiquement par les diverses lésions d'orifices la myocardite segmentaire s'installe lentement, mais suit une marche progressive et fatale. Tant qu'elle reste suffisamment circonscrite pour ne point rompre, au point de vue fonctionnel, l'homogénéité et la continuité de la contraction cardiaque, la lésion valvulaire est compensée par l'hypertrophie, et s'il n'existe, à côté de la lésion d'orifice aucune autre cause de dissociation, la compensation peut être maintenue presque indéfiniment. C'est le cas par exemple d'un grand nombre d'endocardites valvulaires de nature infectieuse où tout se borne à la lésion matérielle et en quelque sorte hydraulique de l'orifice. Mais il n'en est pas toujours ainsi. Dans d'autres cardiopathies, qui précisément sont les plus fréquentes et dont le type est représenté par les cardiopathies rhumatismales, la même cause qui introduit la lésion valvulaire donne naissance dans le myocarde à un mouvement morbide qui persiste et gagne incessamment du terrain. Alors à la période de compensation vraie succède fatalement une période de cachexie préasystolique sur laquelle notre maître, M. le professeur Renaut, insiste particulièrement dans son enseignement clinique, et à laquelle il a donné le nom de cachexie anémique. A ce moment la contraction du cœur cesse d'être efficace, bien que le volume de l'organe n'ait pas varié et que les résistances périphériques n'aient pas augmenté. L'irrigation générale s'effectue sous une vis à tergo insuffisante. Les artérioles périphériques se contractent pour relever dans les artères de distribution la pression intravasculaire et la porter au taux minimum compatible avec le maintien du cours du sang (loi de François Franck). L'organisme languit alors dans toutes ses parties et, si l'on cherche soigneusement l'arythmie du pouls, le tracé sphygmographique la révèle toujours. Le malade est-il enlevé à ce moment par une affection intercurrente ? L'examen du myocarde révèle régulièrement la présence de la dissociation segmentaire, sinon toujours continue, au moins toujours disséminée dans des foyers nombreux.

Nous prenons ici pour type le cas le plus fréquent. Nous pourrions faire une série d'autres tableaux abrégés, montrer la marche de la myocardite segmentaire avec ses particularités dans le cœur des brightiques, dans celui des obèses, ou dans diverses toxémies. Mais tel n'est point notre but. Nous ne voulons pas faire l'histoire générale de la dissociation segmentaire dans ses multiples, et pour ainsi dire innombrables expressions cliniques. Nous avons jusqu'ici essayé de montrer brièvement l'étendue du domaine de cette lésion ; le moment est venu de parler de la forme que nous appelons essentielle de la myocardite segmentaire et de la dégager à tous les points de vue pour lui constituer une individualité véritablement clinique.

En l'absence de toute maladie valvulaire du cœur, appréciable à l'auscultation ou constatable à l'autopsie, sans trace de péricardite et en dehors de tout état analogue au brightisme et capable de déterminer pour son propre compte des lésions du myocarde, M. le professeur Renaut a remarqué depuis longtemps des troubles dans le fonctionnement du cœur et dans la circulation périphérique affectant un type tout particulier et créant un complexus morbide parfaitement reconnaissable au lit du malade. Ce complexus s'observe surtout avec ses caractères tranchés chez les vieillards. Sa fréquence est même telle entre 60 et 80 ans que pendant quelque temps notre maître fut tenté d'attribuer à cet état du cœur et de la circulation des relations exclusives avec l'état sénile. Mais les limites en sont plus étendues. Chez les sujets prématurément sénilisés par l'alcoolisme, la goutte, etc., chez les surmenés, chez certains jeunes sujets à la suite de maladies aiguës telles que la fièvre tiphoïde : en un mot, dans un très grand nombre de cas que nous examinerons plus loin au chapitre de l'étiologie, le même complexus peut exister. Le cœur garde généralement son volume normal ; c'est à peine si sa matité est légèrement augmentée dans toutes ses dimensions. En tout cas elle n'affecte pas, lorsqu'elle est accrue, les différents types bien connus qu'elle présente dans les autres cardiopathies. La pointe du cœur bat dans la ligne mamelonnaire, le plus souvent dans le cinquième espace intercostal, et la matité du cœur droit ne dépasse pas sensiblement le bord gauche du sternum. Mais le lieu des battements précordiaux devient difficile à préciser, souvent même il est impossible de sentir sous le doigt le lieu exact du choc de la pointe. Quand on explore la région précordiale à l'aide de la main ouverte et posée à plat, le choc d'ensemble du cœur paraît toujours considérablement affaibli, d'une façon tout à fait analogue à ce qui se passe dans l'emphysème pulmonaire. Et ceci a lieu dans des cas où il n'existe aucun emphysème et où le cœur n'est séparé de la paroi thoracique par aucune lame de poumon. A l'auscultation les battements sont faibles. Si l'on prolonge l'observation on ne tarde pas à voir que toutes les pulsations cardiaques ne sont pas équipotentielles et que les plus faibles d'entre elles se manifestent au niveau du pouls radial par des intermittences fausses. Ce dernier est toujours arythmique et les intermittences fausses ou vraies se succèdent à intervalles variés sur le tracé sphygmographique. Jamais ce dernier ne prend les caractères du pouls asystolique improprement appelé mitral. Il offre chez les vieillards l'ascension droite, le plateau et souvent même le crochet caractéristiques du pouls sénile. Chez les sujets plus jeunes, le pouls est de forme normale, mais coupé d'intermittences vraies ou fausses. Parfois l'arythmie cardiaque est extrême et vraiment saisissante alors qu'aucun bruit anormal n'existe à aucune période de la révolution cardiaque. Mais tôt ou tard, soit passagèrement, soit d'une manière permanente, le bruit anormal apparaît et il est dès lors caractéristique.

M. le professeur Renaut le désigne sous le nom de souffle systolique médiocardiaque. C'est un souffle doux, faible ou fort, sans bruit musical et sons harmoniques surajoutés, du moins dans l'immense majorité des cas. Le maximum s'entend à égale distance du foyer des bruits aortiques et du point de la paroi où la pointe bat diffusément. Du reste ce souffle se propage à peine du côté de la pointe, pas du tout dans l'aisselle ; on ne l'entend pas en dehors du cœur.

En même temps la tuméfaction du foie et la sensibilité de cet organe à la palpation manquent absolument, caractère qui distingue nettement le syndrôme qui nous occupe du syndrôme mitral vrai. Il n'existe ni veinosités du visage, ni signes de dilatation du cœur droit. Les voies de retour du sang ne semblent pas encombrées. Néanmoins, aux malléoles, à la région prétibiale, soit continuellement, soit par périodes, existe un degré minuscule d'œdème qu'il faut chercher soigneusement et que pour cette raison M. le professeur Renaut appelle œdème latent. Parfois quelques bulles d'œdème se font entendre soit aux deux bases, soit avec prédilection à la base gauche du poumon. Faiblesse de la contraction cardiaque, arythmie légère, variable, s'accusant et rétrogradant par périodes, arythmie du pouls avec conservation de ses autres caractères normaux, souffle médiocardiaque épisodique ou permanent, absence de congestions passives évidentes : tels sont les signes cliniques dont la réunion permet dans tous les cas d'affirmer l'existence d'une myocardite segmentaire ayant déterminé par elle-même et par elle seule le complexus d'asthénie cardiaque dont nous venons d'esquisser la physionomie particulière et les principaux caractères cliniques objectifs.

Et quand le malade meurt dans des circonstances

diverses que nous développerons plus loin, le cœur ne présente ni lésion valvulaire, ni lésion du péricarde, ni oblitération des coronaires, ni le plus souvent de cardite interstitielle capable d'expliquer l'asthénie de l'organe. Le myocarde est de couleur feuille morte, se déchire comme du carton mouillé, et présente soit partout, soit dans une multitude de points, mais toujours au niveau des muscles papillaires de la mitrale d'une façon prépondérante, la dissociation segmentaire largement répandue. Dans nombre de cas c'est l'unique lésion que l'on découvre; dans d'autres elle est mélangée à la surcharge adipeuse, ou à une légère sclérose du muscle cardiaque. Dans l'immense majorité des cas la dégénérescence graisseuse des cellules musculaires du cœur fait absolument défaut.

Sur ces données M. le professeur Renaut a cru devoir désigner le complexus qui nous occupe par un nom nouveau, puisqu'il s'agit en réalité d'une sorte d'entité morbide à la fois au point de vue clinique et anatomo-pathologique. La lésion qui domine toujours, quand elle n'existe pas exclusivement, étant la dissociation segmentaire du myocarde, le nom choisi pour désigner la cardiopathie nouvellement dégagée des autres a été celui de MYOCARDITE SEGMENTAIRE ESSENTIELLE.

Ce terme mérite d'être soigneusement expliqué. Nous nous hâterons même de dire que, si nous l'avons adopté, c'est faute d'en pouvoir trouver un meilleur. Il est évident que le terme de myocardite segmentaire est ici absolument légitime, puisqu'il désigne la lésion constante, majeure, et en réalité essentielle du myocarde touché. Quant au terme ESSENTIELLE il ne doit pas avoir d'autre signification que celle même que nous venons d'indiquer, à savoir que la segmentation constitue essentiellement la lésion dominante et véritablement active du myocarde. Mais nous ne voulons pas déclarer par là que cette segmentation reconnaisse une cause univoque, telle que celle qui produira une infection comme la variole, ou une dyocrasie d'ordre nutritif comme la goutte. Bien loin de là nous ferons voir que l'étiologie de la myocardite segmentaire décrite dans ce mémoire est très complexe et peut ressortir à des causes extrêmement nombreuses. Essentielle signifie purement et simplement que cette myocardite segmentaire n'est ni le résultat d'une lésion d'orifice, ni celui d'une artériosclérose du myocarde telle qu'on la rencontre dans les néphrites interstitielles ou mixtes, qu'elle n'est pas la conséquence fatale d'un ordre déterminé de phénomènes morbides catégorisés. Bien au contraire elle paraît être l'aboutissant d'une série d'actions morbigènes qui l'engendrent de loin et à la suite desquelles elle se réalise avec des caractères qui lui donnent une physionomie et une existence propres et forcent par cela même de la distinguer des autres segmentations du myocarde, liées soit au mal de Brïght, soit aux cardiopathies chroniques avec lésions des séreuses, et dans lesquelles la segmentation du myocarde revêt un caractère symptomatique évident et déterminé.

Peut-être nous objectera-t-on qu'il s'agit d'une affection sénile du myocarde et que le terme de myocardite segmentaire sénile eût été de beaucoup préférable à celui que nous avons adopté. Mais cette objection tombe devant les observations telles que celles de Dejerine dans lesquelles chez de jeunes sujets l'action pathogène du bacille d'Eberth amène une segmentation du myocarde généralisée et rapidement suivie de mort subite. Quelle que soit l'action qui a créé la segmentation diffuse dans le myocarde, dès que cette dernière constitue la lésion dominante et essentielle qui commande l'évolution morbide, nous la nommons essentielle aussi. C'est un mot : il est seulement regrettable qu'il prète grammaticalement à l'équivoque et que la terminologie médicale ne nous en offre pas un meilleur pour exprimer notre pensée.

Nous ferons remarquer d'ailleurs que le terme de myocardite segmentaire sénile, quoique s'adaptant au plus grand nombre des cas pathologiques que nous visons, aurait l'inconvénient de prèter encore davantage à la confusion. On le reconnaîtra tout de suite, si l'on se donne la peine de chercher ce que les auteurs ont jusqu'ici compris sous le nom de cœur sénile. Il sera facile alors de voir que, si la segmentation du myocarde joue son rôle à notre sens très large dans la pathologie sénile du cœur, elle est loin d'être tout le cœur sénile.

« Le cœur du vieillard, a dit Parrot, est presque fatalement malade » (1). C'est qu'en effet, outre les affections acquises dans les âges antérieurs, et qui rarement, il est vrai, permettent aux malades d'atteindre un âge avancé, le cœur subit encore du fait de la sénilité pure et en quelque sorte physiologique une série de

(1) Parrot. *Dict. encycl. des sc. méd*, art. cœur.

lésions qui sont généralement groupées sous la dénomination commune de cœur sénile.

Le premier fait qui frappa les anatomo-pathologistes : Cruveilhier (1), Bizot (2), Neucourt (3), Durand-Fardel (4), fut la fréquence de l'hypertrophie du cœur dans la vieillesse. On crut pendant longtemps qu'il s'agissait là d'un fait pour ainsi dire normal, d'une hypertrophie essentielle due à l'action longtemps prolongée du cœur et analogue à celle d'un muscle volontaire sous l'influence du travail. L'erreur prit fin le jour où M. Charcot (5) déclara que l'hypertrophie sénile du cœur lui semblait simplement consécutive à l'état athéromateux du système artériel. Des recherches plus récentes ont définitivement éclairé la question. Du Castel (6) a montré que cet accroissement sénile du cœur était dû à un accroissement équivalent des deux ventricules, contrairement à ce qui se passe pour les cas pathologiques où c'est habituellement le cœur gauche qui est seul hypertrophié. En même temps l'analyse histologique démontrait que l'augmentation de poids et de volume du cœur ne relevait pas d'une cause univoque, qu'elle était toujours due à une hypertrophie du myocarde, mais que celle-ci était tantôt primitive, véritablement active,

(1) Cruveilhier. *Traité d'anat. pathol.*, T. 2.

(2) Bizot. *Mémoires de la Société méd. d'observations*, T. 1. 1838.

(3) Neucourt. *Arch. gén. de méd.*, 1843.

(4) *Traité pratique des maladies des vieillards*, Paris, 1873.

(5) Charcot. *Leçons sur les maladies des vieillards et les maladies chroniques*, Paris, 1874, p. 8.

(6) Du Castel. *Arch. gén. de méd.*, 1880, T. 1.

quand elle était due à un obstacle intra ou entra-cardiaque, tantôt, au contraire, secondaire à une hyperplasie conjonctive ayant son point de départ dans l'endopériartérite des vaisseaux cardiaques. Des chiffres donnés par Du Castel, Brousse (1), Demange (2), il résulte du reste que cette hypertrophie est en somme peu considérable.

Ce sont les lésions artérioscléreuses du cœur qui ont le plus vivement attiré l'attention des anatomo-pathologistes, ce sont elles que la plupart d'entre eux ont considérées comme initiales et véritablement caractéristiques du cœur sénile. Demange et son élève Haushalter (3), dans leurs études sur la vieillesse et sur le cœur des vieillards ont décrit longuement l'athérôme des coronaires, l'endopériartérite des petits vaisseaux, et leurs conséquences : la myocardite scléreuse et granulo-graisseuse. Il nous sera permis de faire des réserves au sujet de la large part qu'ils attribuent à la dégénérescence granulo-graisseuse du myocarde. Nulle part en effet il n'est fait mention, dans leurs travaux, des procédés d'examens propres à empêcher toute confusion entre cette dernière lésion et la dégénérescence pigmentaire.

Plus récemment encore, dans une thèse inspirée par M. Letulle, M. Ernesto Odriozola (4) a identifié de la façon la plus complète le cœur sénile et l'athérôme des

(1) Brousse, loc. cit.

(2) Demange. *Etude clinique et anatomo-pathol. sur la vieillesse*, 1886.

(3) Haushalter. *Recherches sur le cœur sénile*, Th. Nancy, 1886.

(4) E. Odriozola. *Etude sur le cœur sénile. Lésions du cœur consécutives à l'athérôme des coronaires*. Th. Paris, 1888.

coronaires, comme l'indique du reste le titre même de son travail. Il a étudié successivement et sous forme de tableaux séparés une série de lésions dont pour lui la cause première réside dans l'obstruction ou l'oblitération plus ou moins complète des vaisseaux nourriciers du cœur : dégénérescences graisseuses, sclérose du myocarde, anévrysmes du cœur, dégénérescence amyloïde, rupture du cœur.

Les lésions de l'endocarde, fréquentes cependant chez les vieillards, n'ont guère été que signalées. Les auteurs qui en ont parlé se sont contentés de faire remarquer leur localisation habituelle à l'orifice aortique, en ajoutant qu'elles offrent de nombreux traits de ressemblance avec les lésions valvulaires vulgaires, tout en possédant chez le vieillard un certain caractère de latence et de bénignité relatives.

Tous les auteurs enfin ont mentionné la fréquence des plaques laiteuses du péricarde.

En résumé, hypertrophie, sclérose du cœur, lésions dégénératives diverses du myocarde, endocardite déformante, plaques laiteuses du péricarde, le tout sous la dépendance d'une cause commune, unique, l'athérôme des coronaires et l'endopériartérite des petits vaisseaux, telles sont les lésions qui ont été considérées jusqu'à maintenant comme constituant par leurs combinaisons diverses le cœur sénile. Le champ est déjà vaste, comme en le voit, puisqu'il comprend le cœur tout entier, son muscle et ses deux séreuses, ses orifices et ses valvules.

Or la plupart des auteurs récents que nous venons de citer ont vu et signalé, sans lui attribuer il est vrai l'importance qu'elle mérite, la dissociation segmentaire de la fibre musculaire du cœur des vieillards. Pour nous, à la suite de l'examen d'un grand nombre de cœurs de vieillards, morts d'affections diverses, qu'ils eussent ou non présenté pendant la vie des symptômes prédominants du côté du cœur, nous avons acquis la conviction que cette lésion est extrêmement fréquente, sinon constante, sous une forme quelconque, chez l'homme arrivé à un âge avancé.

Etudier la myocardite segmentaire sénile, même en nous en tenant au cœur sénile pur, abstraction faite de toute lésion cardiaque secondaire, résultant par exemple de l'existence concomitante d'un rein sénile, c'eût été faire, à propos de la pathologie spéciale du vieillard, ce que nous avons voulu éviter à un point de vue plus général. C'eût été étudier la segmentation de la fibre cardiaque conjuguée avec les lésions séniles de l'endocarde et du péricarde, avec les dégénérescences du myocarde, avec l'artério-sclérose du cœur.

Nous ne nions point la fréquence de cette dernière lésion dans le cœur sénile, mais ce que nous ne pouvons admettre, c'est qu'elle soit la cause constante et la seule cause efficiente de l'asthénie du cœur chez le vieillard. « Je ne fais que signaler, dit M. Huchard (1), la dégénérescence granulo-pigmentaire, la segmentation de Renaut et Landouzy, et enfin la dégénérescence granulo-graisseuse. Si je ne m'étends pas plus sur ces sujets, c'est en raison des obscurités qui entourent encore la pathologie de la fibre musculaire cardiaque. »

(1) Huchard, *Maladies du cœur et des vaisseaux*. Paris, 1889, p. 184.

Nous montrerons plus loin comment, en dehors de toute espèce de sclérose ou d'artérite, certains cœurs séniles peuvent être fragmentés au point de s'arrêter brusquement sous l'influence d'un effort et de ne pas montrer sous le champ du microscope une seule cellule cardiaque non isolée de ses voisines.

Le fait clinique sera ainsi clairement expliqué, bien mieux, croyons-nous, qu'il ne saurait l'être par l'extension plus ou moins grande de l'endopériartérite et de la sclérose.

Cette forme du cœur sénile, complètement méconnue jusqu'ici, et qui possède comme nous l'avons déjà montré, un complexus symptomatique propre et caractéristique, est celle que nous étudierons, et nous croyons avoir suffisamment justifié le nom que nous lui avons imposé de MYOCARDITE SEGMENTAIRE ESSENTIELLE.

CHAPITRE I

DESCRIPTION SOMMAIRE DE LA MYOCARDITE SEGMENTAIRE ESSENTIELLE

Distinction entre la myocardite segmentaire essentielle et les cardiopathies ordinaires. — Absence des symptômes révélateurs ordinaires (palpitations, oppresion paroxystique, etc.). Le signe révélateur habituel est l'arythmie du pouls. — Précautions à prendre pour la mettre en évidence.

§ 1. *Pouls sénile arythmique.* — Rappel des caractères du pouls des vieillards dont le cœur est resté sain. — Diverses formes du pouls dans la myocardite segmentaire essentielle : faux pouls régulier. — Pouls arythmique vrai multiforme. — Pouls de l'arythmie paroxystique. — Régime circulatoire dans la myocardite segmentaire sénile. — Pouls tachycardique.

Les caractères constants sont l'irrégularité et la conservation des caractères séniles du tracé. Comparaison de nos tracés avec divers tracés publiés par les auteurs.

§ 2. *Signes tirés de l'examen du cœur.* — Effacement du choc précordial localisé : faiblesse des battements cardiaques. — Forme de la matité cardiaque dans la myocardite segmentaire essentielle : matité rectangulaire. — Caractères différentiels entre cette dernière et les différentes formes de matité caractéristiques des cardiopathies. — Modifications imprimées à la matité rectangulaire par l'induration aortique et par l'emphysème pulmonaire.

§ 3. *Etude des bruits cardiaques.* — Affaiblissement des bruits. — Souffle systolique médiocardiaque : ses caractères, sa pathogénie, ses variations.

§ 4. *Troubles de la circulation périphérique en retour. — Œdème latent et œdème vrai des membres inférieurs. — Œdème variable du poumon.*

Absence de signes appréciables de congestion veineuse passive dans la grande circulation. — Pâleur spéciale des malades. — Absence de tuméfaction du foie et de congestion rénale. — Albuminurie de la myocardite segmentaire essentielle. — Œdème latent prétibial : sa fréquence. — Etat de la circulation pulmonaire : œdème variable des bases. — Prédominance à la base gauche. — Tendance à l'engouement pulmonaire.

Résumé.

Si elle s'observe avec plus de fréquence chez les vieillards, la myocardite segmentaire essentielle se rencontre aussi chez les adultes et même sur les jeunes sujets, mais dans tous les cas ses caractères cliniques sont à peu près semblables. C'est une affection silencieuse, à marche obscure, dont les formes latentes sont de beaucoup les plus fréquentes. Bien différente des cardiopathies valvulaires, ou de la cardiopathie brightique, il est rare qu'elle se manifeste par des symptômes bruyants capables d'attirer fortement l'attention. Il en est tout autrement dans les maladies d'orifices.

Là les crises de palpitations, de tachycardie pure et simple, le bruit métallique de la pointe, dû au développement rapide d'une hypertrophie, et de nombreux autres symptômes révélateurs ne permettent point à l'affection de se dissimuler pendant longtemps. Et déjà bien avant la période de cachexie anémique qui, dans les maladies organiques du cœur de nature rhumatismale, précède, et parfois de longtemps, la rupture de la compensation, le malade ni le médecin n'ont pu méconnaître l'existence de troubles graves dans le fonctionnement du cœur.

Si nous voulions montrer par un exemple l'état des malades atteints de myocardite segmentaire essentielle, nous le comparerions à celui des cardiaques valvulaires pendant la courte période intermédiaire chez eux à l'endocardite initiale et à la cardiopathie chronique confirmée. Il n'est pas rare en effet de voir des malades atteints, au cours d'un rhumatisme polyarticulaire aigu, d'endocardite mitrale par exemple et qui, pendant la convalescence de la maladie aiguë, ne présentent que de très faibles traces de lésion cardiaque. Le cœur n'est pas hypertrophié ; au tumulte des mouvements et à la force d'impulsion qui caractérisaient la période aiguë de l'endocardite ont succédé des battements faibles et une impulsion moindre que celle de l'état normal au lieu d'élection du choc de la pointe.

Le souffle en jet de vapeur, ou compliqué d'harmoniques systoliques musicaux, a fait place à un souffle très léger situé dans le milieu de la ligne qui réunit le foyer des bruits aortiques à celui du choc précordial. Après la période de déformation inflammatoire du début, et avant la mise en train du processus cicatriciel envahissant et progressif qui constituera la déformation chronique, les lésions valvulaires ont subi une sorte de régression. L'infundibulum bien connu n'est point encore formé, l'orifice auriculo-ventriculaire réel est encore l'orifice normal, et n'est point encore transporté au fond de l'entonnoir, au point où le bord libre de la valvule s'attache aux cordages tendineux de ses muscles moteurs. A cette période intermédiaire le souffle, quand il subsiste, est le plus ordinairement médiocardiaque, et il ne deviendra un vrai souffle de la pointe propagé dans l'aisselle que lorsque l'infundibulum sera constitué. En même temps le pouls, encore légèrement affaibli, a repris son type normal. Il est difficile alors de se figurer que le malade, convalescent de rhumatisme, présentera six mois plus tard, ou un an tout au plus, des signes physiques avérés de cardiopathie valvulaire et commencera à subir les troubles fonctionnels inhérents aux affections mitrales chroniques.

De même dans la myocardite segmentaire essentielle, telle que nous l'étudions chez des sujets choisis à dessein parmi ceux qui ne présentent aucune des affections cardiaques ordinaires bien connues, rien n'attire de prime abord l'attention ni du malade ni du médecin du côté du cœur. Le seul phénomène notable est une pâleur assez marquée, tout à fait analogue à celle qu'on observe dans la cachexie anémique préasystolique des cardiaques valvulaires. Et encore cette pâleur, remarquable chez les jeunes sujets, se confond-elle le plus souvent chez les vieillards avec la teinte sénile du tégument. Il est exceptionnel d'entendre les malades se plaindre de palpitations, d'essoufflement après avoir monté un escalier ou soulevé un fardeau, ou d'oppression paroxystique, comme dans les maladies valvulaires. La faiblesse du muscle cardiaque ne paraît pas non plus déterminer chez eux ces phénomènes d'anémie cérébrale que l'on voit se produire par exemple dans certains cas de rétrécissement mitral. Et même, chez les individus âgés, cette faiblesse de l'action cardiaque n'est souvent mise en évidence que par des circonstances accidentelles. Un simple rhume, une chute, un traumatisme sont alors suivis d'accidents formidables sans proportion aucune avec la cause qui semble les avoir fait naître. Nous n'insistons pas sur ce point, car nous aurons à y revenir pour mettre bien en lumière l'état de fragilité et d'équilibre instable créé chez nos malades par la lésion cardiaque.

Le signe révélateur habituel et même constant est l'arythmie du pouls. Elle n'est point non plus toujours évidente mais on la constate toutes les fois qu'on veut en prendre la peine, c'est à dire lorsqu'on la recherche par des explorations successives et suffisamment renouvelées. Elle est surtout remarquable chez les vieillards, chez les jeunes sujets elle existe aussi, mais elle est moins caractéristique. On en comprendra la raison, lorsque nous aurons fait ressortir les caractères vraiment typiques du pouls des vieillards.

§ 1. — Pouls sénile arythmique

Les caractères sphygmographiques du pouls sénile ont été nettement déterminés par les recherches de Marey (1) et de Lorain (2). Même lorsqu'il n'existe pas d'athérôme périphérique sensible au doigt, lorsqu'on applique par exemple le sphygmographe sur une radiale souple, ou sur une humérale qui ne roule pas sous le doigt comme un tube de caoutchouc, ce pouls est caractérisé par une ascension droite, verticale de la ligne diastolique artérielle qui correspond à la systole du cœur. Dans beaucoup de cas et aussi bien chez les vieillards athérômateux à la périphérie que chez ceux qui ne le sont pas, l'extrémité supérieure de la ligne d'ascension présente un crochet tout à fait semblable à celui qui est considéré à tort comme caractérisque de l'insuffisance aortique. Un autre fait rend parfois encore plus complète la similitude entre le tracé de cette dernière affection et celui du pouls sénile : c'est la grande amplitude des pulsations qui atteignent, dans certains cas, jusqu'à 20 millimètres de hauteur. Enfin, entre la ligne d'ascension et la ligne de descente (ligne systo-

(1) Marey. *La circulation du sang à l'état physiologique et dans les maladies.* Paris, 1881, p. 615.

(2) Lorain. *Etudes de médecine clinique. Le pouls, ses variations et ses formes diverses dans les maladies.* Paris, 1870, p. 247.

lique artérielle répondant à la diastole cardiaque) existe le plateau bien connu.

Le caractère capital de l'arythmie du pouls dans la myocardite segmentaire sénile essentielle est de ne modifier en aucune façon ni l'amplitude, ni la forme du tracé des pulsations intermédiaires aux pulsations avortées. Jamais le pouls ne prend les caractères du pouls asystolique des maladies valvulaires ; jamais il ne devient à la fois petit, inégal, intermittent et irrégulier, mais il se présente sous un certain nombre de formes que nous allons maintenant étudier :

Faux pouls régulier. — Un cas qui n'est pas le plus fréquent, mais qui, néanmoins, se rencontre chez les vieillards dont le myocarde est encore peu lésé, c'est le pouls sénile à grande amplitude et avec crochet, qui donne au doigt l'illusion d'un rythme normal. Mais, quand on prend soigneusement le tracé au sphygmographe, on voit que ce pouls, qui se dessine du reste sur le tracé avec une netteté parfaite, est caractérisé par son inégalité. La ligne des plateaux et la ligne menée par les points qui raccordent les lignes de descente avec celles d'ascension ne forment pas deux lignes parallèles. Sur la ligne inférieure on peut voir des écarts variant entre 1 millimètre ou 1 millim. 1/2, par exemple, et 5 ou même 6 millimètres. Sur la ligne des plateaux les différences sont un peu moindres. Si l'on mesure de diverses façons les distances qui séparent les pulsations, on remarque qu'elles sont très variables. C'est ainsi que chez le nommé T... (1) on mesure, entre

(1) Voyez : Observ. XVI.

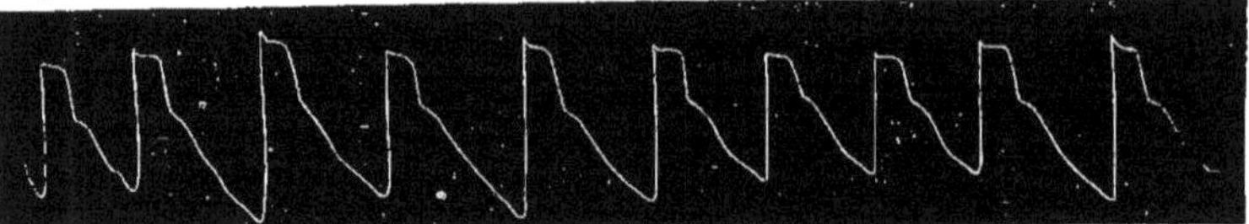

le premier ressaut amené sur la ligne de descente par le dicrotisme et la ligne d'ascension immédiatement consécutive, les intervalles suivants : 6, 9, 7 1/2, 9 1/2, 8 1/2, 6 3/4, 7, 6, 8 1/2, et, sur le même tracé, les distances entre les lignes d'ascension sont : 9, 12, 11 1/2, 13, 12, 11, 10, 10, 12 1/2. Ceci démontre que ni les systoles cardiaques ne sont équidistantes, ni les diastoles d'égale durée. Ainsi, avec une apparence de régularité, le pouls nous indique cependant déjà que la force impulsive du cœur et son rythme de contraction varient à chaque instant.

L'exagération de ce type nous est donnée par le tracé de T... (1), dans lequel l'amplitude varie d'un minimum de 8 millimètres à un maximum de 13, et l'intervalle des diastoles ou ascensions artérielles, est comprise entre 8 millim. 1/2 et 19 3/4.

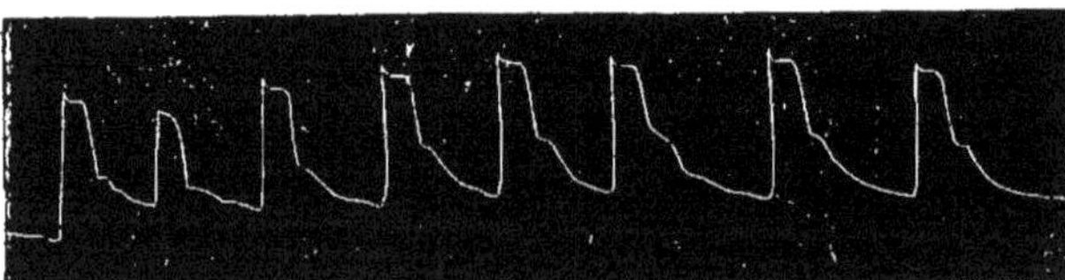

Ces tracés correspondent généralement à ces formes latentes de la myocardite segmentaire essentielle, qui ne

(1) Voyez : Observ. IX.

s'accompagnent d'aucun désordre bien apparent. On conçoit néanmoins combien, dans de telles conditions, le régime circulatoire doit être en réalité profondément troublé. Mais la forme commune du pouls arythmique, à laquelle nous arrivons maintenant, est encore bien plus saisissante et bien plus caractéristique.

Pouls arythmique vrai multiforme. — Les caractères précédents s'exagèrent ici. Si l'on prend une série de tracés consécutifs dans une même journée, ou même si l'on continue, le sphygmographe étant en place, à recueillir une série de tracés successifs, comme je l'ai fait en règle, on voit le pouls, dont les caractères séniles sont toujours présents, subir d'innombrables variations et comme rythme et comme amplitude, et comme intervalles entre les lignes d'ascension ou entre les lignes de descente et d'ascension consécutives. C'est d'abord l'amplitude qui varie. D'un tracé à l'autre, elle passera, par exemple, d'un minimum de 8 millimètres à un maximum de 20, pour ne plus atteindre, dans le tracé suivant, qu'un maximum de 10 à 12 millimètres. Le tracé se coupe d'intermittences vraies, suivies immédiatement d'une pulsation bigéminée, à laquelle succèdent des pulsations relativement régulières et sensiblement équidistantes (T... (1). — Tracé *A*). Puis, viendra une série d'intermittences vraies, dans lesquelles l'espace entre les lignes d'ascension passera brusquement de 9 millimètres à 18 sans indication aucune d'une pulsation avortée intercalaire (tracé *B*). Peu après,

(1) Voyez : Observ. X

comme en *C, D, E,* les pulsations prendront une amplitude considérable et seront bigéminées, exactement comme si le malade était soumis à l'influence de la digitale, les intervalles entre les lignes d'ascension restant sensiblement équidistants. Le pouls devient ainsi véritablement multiforme, et rien n'est saisissant comme de le voir se modifier ainsi, de tracé en tracé, et de minute en minute.

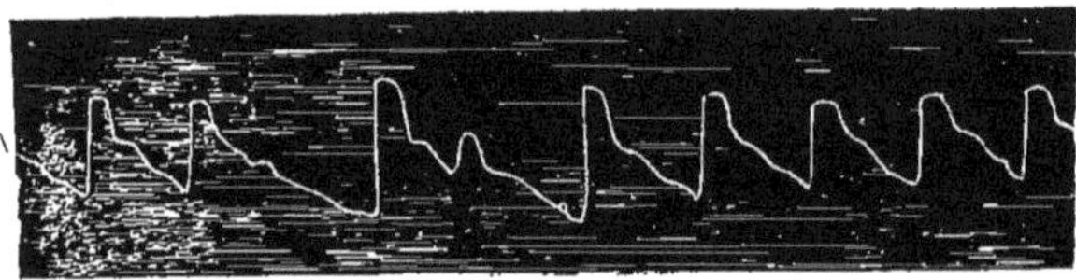

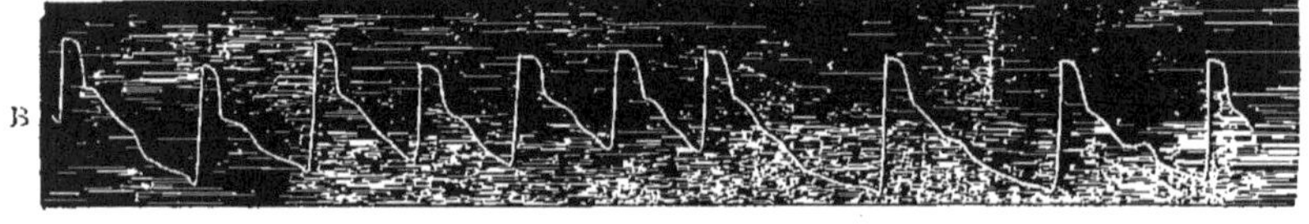

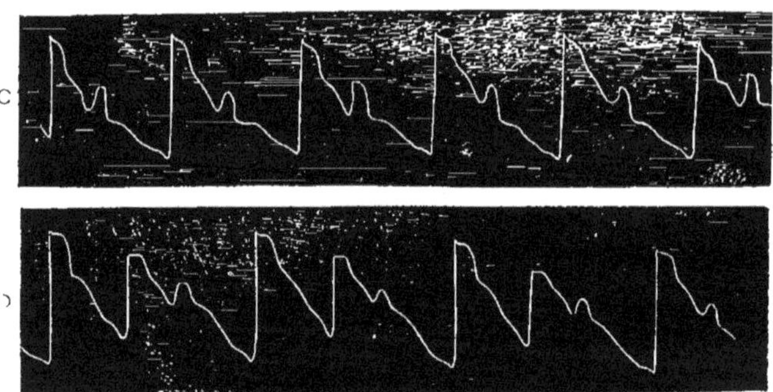

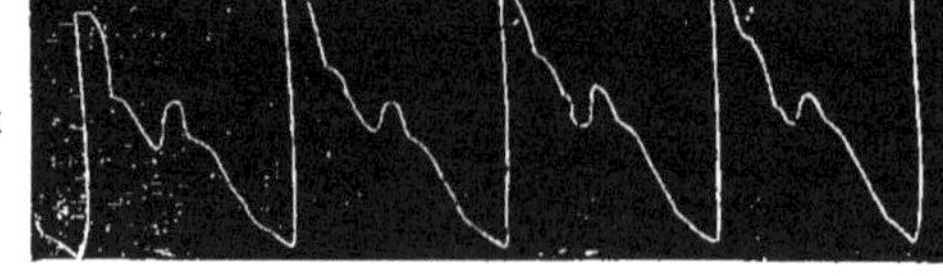

Arythmie paroxystique. — Chez certains de nos malades, il existe de véritables périodes arythmiques dans lesquelles le pouls devient multiforme et qui sont séparées par des intervalles où au contraire les irrégularités des tracés sont très peu marquées. Le faux pouls régulier, au lieu de se produire par courtes périodes reliées par des périodes d'arythmie vraie, existe ici en règle. Lorsque l'arythmie paroxystique se produit, elle est toujours accompagnée des accidents asystoliques tout particuliers qui caractérisent l'exagération de l'asthénie cardiaque propre à la myocardite segmentaire. Nous donnons ici un exemple de cette forme de pouls (1) :

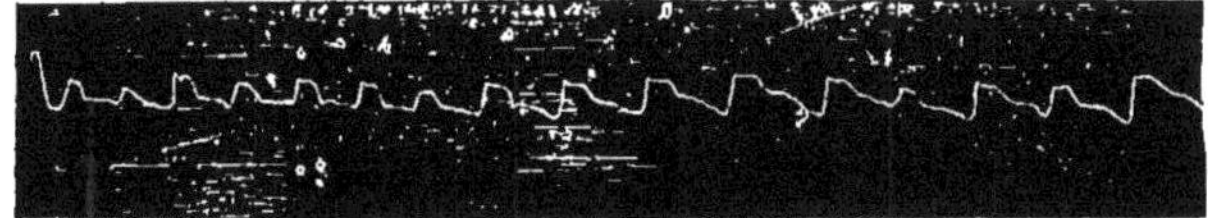

A. — État ordinaire

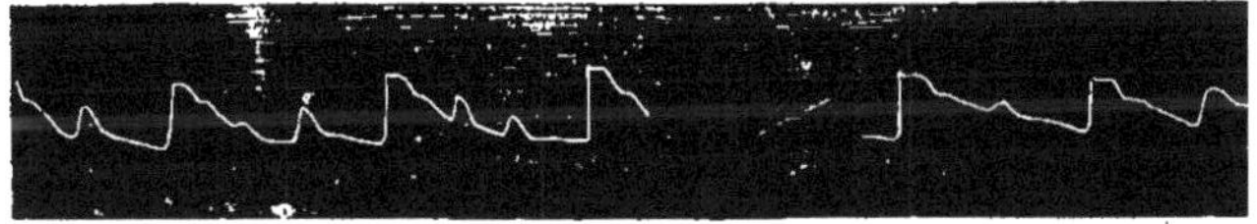

B. — Arythmie paroxystique

Régime circulatoire dans la myocardite segmentaire sénile. — Comme on le voit par ce qui précède, le myocarde, quoique asthénique et quoique fragmenté et discontinu en un très grand nombre de points, peut cependant produire des contractions cardiaques qui se traduisent au niveau des artères radiales par des pulsations de grande amplitude. On pourrait en conclure à tort

(1) Voyez : Observ. VII.

que la circulation générale s'opère sous une forte tension et avec la même efficacité que chez un athéromateux simple. Mais il est facile de démontrer que ce n'est là qu'une illusion, et que l'irrigation des territoires capillaires, la seule efficace au point de vue de la nutrition des tissus, doit être en réalité très insuffisante. Une preuve indirecte en est déjà donnée par la pâleur des téguments, qui est de règle chez les malades, et par l'extrême fréquence de l'œdème latent des membres inférieurs, lequel existe en dehors de toute surcharge tant apparente que réelle du système veineux. Mais on peut aussi en fournir une preuve directe. Il suffit pour cela de prendre presque simultanément, c'est-à-dire successivement, avec le même sphygmographe, le tracé radial et celui de l'artère humérale chez le même patient (1). On peut alors se rendre compte de l'énorme décroissance que subit l'amplitude du pouls entre le pli du coude et le voisinage du poignet. La pulsation humérale présentera par exemple une amplitude de 15 à 18 millimètres qui se réduira à 5 millimètres sur la radiale, comme on peut le voir sur les tracés que nous donnons ici.

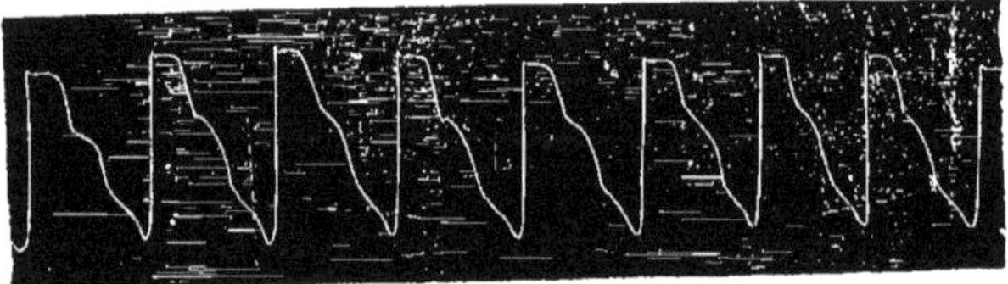

A. — Pouls huméral.

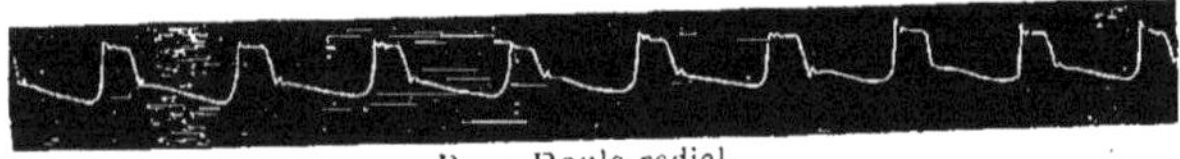

B. — Pouls radial.

(1) Voyez : Observ. XXIX.

La comparaison du tracé huméral et du tracé radial permet parfois de constater un autre fait intéressant. Il arrive quelquefois que sur le tracé huméral on remarque sur la ligne de descente un double soulèvement dû au dédoublement du dicrotisme normal. Dans ces cas sur le tracé radial le dicrotisme est encore composé de deux accidents.

Mais ces deux accidents ne sont pas la reproduction pure et simple du double mouvement de ressaut observé sur le tracé huméral. Le premier accident répond au début du dicrotisme normal, et le second à la poursuite de ce même phénomène le long de la ligne de descente. Le deuxième mouvement de ressaut n'est transmis que faiblement au tracé radial sur lequel il est à peine sensible et se confond presque entièrement avec le premier mouvement de ressaut plus nettement transmis. Nous voulons dire que le premier accident du tracé radial est surajouté au double soulèvement du dicrotisme normal, très net sur le tracé huméral, presque effacé au contraire sur le tracé radial. On peut du reste, en faisant un examen attentif, retrouver sur le tracé huméral des traces de cet accident. Quoi qu'il en soit, il a la forme d'un tout petit crochet, comparable à celui de l'accident diastolique bien connu du tracé de l'insuffisance aortique, tel qu'il a été décrit par MM. Renaut et Franck (1). Cet accident est dû tout simplement à la chute brusque du levier au début de la période correspondant au rétentissement de la

(1) Renaut (Note sur le retard apparent du pouls artériel dans l'insuffisance aortique. — *Arch. de phys.* 1881).

diastole cardiaque sur les artères. Il semble que dans certaines artères périphériques la tension artérielle, augmentée d'une façon brusque mais éphémère par le coup de pompe cardiaque, ne tienne pas.

D'où au début de la ligne de descente une chute rapide du levier pour ainsi dire dans le vide, et en vertu de cette vitesse un ressaut bref en forme de crochet, quand ce levier rencontre l'obstacle apporté à sa chute par la tension moyenne du sang dans l'artère, dès que cette tension commence à agir sur lui. Elle le rejette alors violemment en haut, exactement comme il arrive dans tout arrêt de vitesse brusque imprimé à un objet dont le moment d'inertie n'est point négligeable. Ce crochet plus ou moins nettement accusé existe du reste dans un très grand nombre de tracés et précède immédiatement le ressaut de la ligne de descente dû au dicrotisme normal.

Tout ceci montre que dans les artères périphériques l'action efficace du cœur en tant que force de propulsion s'épuise excessivement vite. Il ne reste plus en quelque sorte que des actions de choc donnant naissance à des accidents de tracé, mais il n'y pas en réalité une impulsion continue, progressive, comme celle d'un cœur normal qui, pour ainsi dire, détend sa force.

Il est certain que le défaut d'élasticité des artères joue ici un rôle dont il faut nécessairement tenir compte. Mais les détails que nous venons de donner n'avaient point encore été signalés dans les cas d'artério-sclérose avec conservation de l'énergie cardiaque et intégrité du myocarde. Nous pouvons donc jusqu'à un certain point et, si on le veut, provisoirement, rattacher ces particularités à la myocardite essentielle sénile qui les montre avec une extrême fréquence.

Forme tachycardique du pouls. — Le pouls dans la myocardite segmentaire essentielle donne généralement une moyenne de 80 pulsations par minute, comme ceci résulte des nombreuses numérations que j'ai faites à l'occasion de ce travail. Mais il n'en est pas toujours ainsi.

Dans certains cas, et ce sont les plus rares, le pouls est habituellement tachycardique. Le pouls radial d'un de nos malades (1), pris en dehors de toute fièvre et qui bat ordinairement de 120 à 140 fois par minute en est un bel exemple. Dans ce pouls tachycardique ce qui frappe tout d'abord c'est l'amplitude considérable

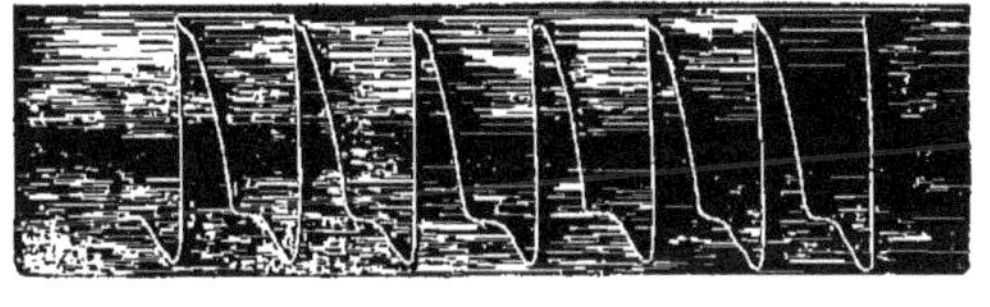

des pulsations qui atteint jusqu'à 19 millimètres. L'ascension est droite, terminée par un crochet, la ligne de descente se montre immédiatement à la suite du crochet sans aucun plateau et vers son tiers inférieur elle montre un puissant relèvement qui est unique et qui correspond au dicrotisme normal. Chez les malades de cette catégorie, le tracé sphygmographique montre ainsi et d'une façon constante de grandes pulsations en V renversé qui ressemblent à celles de la carotide

(1) Voyez : Observ. XXVII.

chez les sujets atteints de goître exophthalmique. Les intervalles des lignes d'ascension consécutives sont alors très sensiblement égaux. La tachycardie corrige donc l'arythmie.

Une autre forme bien différente du pouls tachycardique est celle qui se substitue au pouls arythmique ordinaire, à ascension droite, à crochet et à plateau, lorsque la mort est proche. Nous avons recueilli un certain nombre d'exemples de ce changement et nous avons choisi pour les reproduire les cas dans lesquels l'issue fatale se produisit en dehors d'une maladie intercurrente déterminée. Le type du pouls tachycardique est exactement le même que dans la tachycardie habituelle. Chez J... (1), par exemple, l'identité de forme est très remarquable. (Tracé *C*). Mais ici l'arythmie reparaît. Les pulsations ne sont plus régulières ni d'amplitude constante. Le même pouls qui, quelque temps avant la mort, avait une amplitude ordinaire de 9 millimètres atteint, 48 heures environ avant la mort, une hauteur de 19 millimètres sur le tracé *C* et de 8 mil. 1/2 seulement sur le tracé *D*. Les pulsations tachycardiques ne sont plus ni d'égale hauteur, ni équidistantes, et elles se compliquent de pulsations bigéminées et d'intermittences vraies ou fausses.

(1) Voyez : Observ. I.

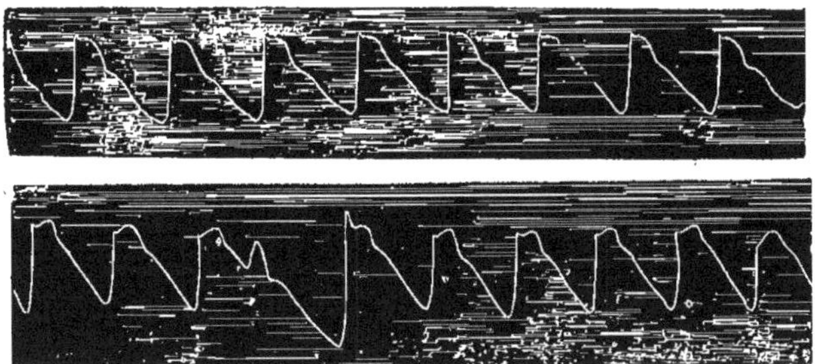

A. B. Etat ordinaire.

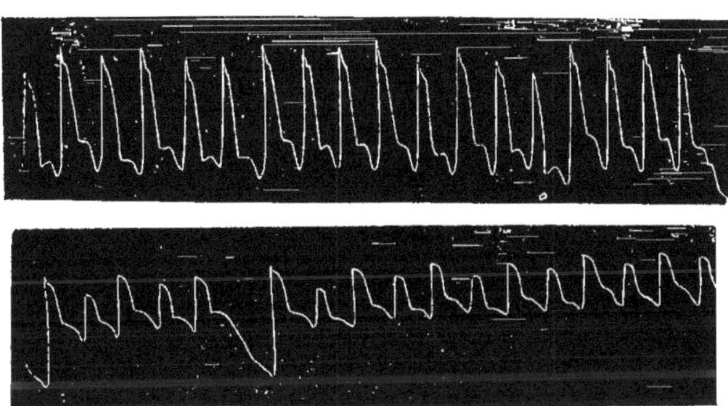

C. D. Pouls pris peu de temps avant la mort.

Tels sont, exposés à grands traits, les caractères du pouls dans la myocardite segmentaire essentielle. Il est aisé de voir que le caractère constant est l'irrégularité, coïncidant avec la conservation de l'amplitude et des caractères ordinaires du pouls particuliers à l'âge du sujet intéressé.

Nous ferons en outre remarquer que, si l'on examine bien les tracés publiés par les auteurs et en particulier un certain nombre de tracés recueillis par Lorain et reproduits par lui dans son ouvrage fondamental sur le pouls, ses variations et ses formes diverses dans les maladies on retrouve précisément les caractères de notre pouls myocardique arythmique dans diverses circonstances où l'on est autorisé maintenant à soupçonner l'existence de la dissociation segmentaire du myocarde. On y voit figurés par exemple des pouls à pulsations non équidistantes et d'amplitude inégale, tout à fait comparables à nos faux pouls réguliers, et qui ont été pris chez des femmes récemment accouchées (1), et chez des alcooliques (2). Or nous démontrerons que chez beaucoup d'alcooliques le cœur, en apparence sain, renferme souvent de larges foyers de dissociation segmentaire. Des observations récentes, et en particulier celle de Budin et Legrand (3), mettent en lumière la myocardite segmentaire chez la femme enceinte et lui imputent avec raison les accidents fréquents d'asystolie gravidique. Et du reste M. Peter (4) n'a-t-il pas fait jouer un rôle considérable (et à juste titre suivant nous) à l'état de gestation dans l'aggravation des lésions cardiaques ?

Enfin il ne faut pas oublier qu'un des grands caractères attribués par Lorain (5) au pouls de la convalescence des maladies aiguës graves, c'est son irrégularité. Les observations de Colrat, de Chalot, de Déjerine relatives

(1) Lorain (Loc. cit., p. 192 et 198).

(2) Lorain (Loc. cit., p. 238).

(3) Un cas d'asistolie gravidique. (*Progrès médical*, 16 novembre 1889.)

(4) Peter (*Leçons de clinique médicale*, Paris, 1877. — f° 178, T. 1. — *Traité des maladies du cœur*. 1883. — f° 580).

(5) Lorain (Loc. cit., f° 145-150).

à la myocardite segmentaire des fièvres nous permettent de formuler au moins l'hypothèse d'une myocardite segmentaire de la période de convalescence, et, pourrait-on dire, d'involution qui succède à la plupart des maladies aiguës. Mais il s'agirait ici bien entendu d'une lésion épisodique, transitoire et capable de restauration.

Peut-être le temps est-il proche où nos conclusions seront élargies et où le pouls arythmique, que nous venons de décrire, pourra être considéré non seulement comme un des signes principaux de la myocardite segmentaire essentielle, mais encore comme le caractère typique de la segmentation du myocarde entendue dans son sens le plus large.

§ 2. — Signes tirés de l'examen du cœur

Effacement du choc précordial localisé. — Dans tous les cas de myocardite segmentaire essentielle que nous avons examinés, le choc précordial s'est montré avec des caractères identiques. Quelquefois complètement absent, il est généralement diffus, impossible à localiser exactement sous le doigt. Il siège le plus ordinairement à sa place habituelle dans le cinquième espace intercostal et un peu en dedans de la ligne mamelonnaire. Ni le doigt explorateur, ni la coquille exploratrice du cardiographe ne peuvent trouver le choc de la pointe en un point précis comme à l'état normal et surtout dans certains cas pathologiques tels que l'hypertrophie du cœur, consécutive aux maladies d'orifice, l'hyperkinésie cardiaque satellite de la néphrite interstitielle ou du goître exaphalmique. Cet effacement du choc précordial constitue un signe très important de la myocardite segmentaire. On n'observe jamais non plus dans cette affection le soulèvement épigastrique si fréquent dans les maladies organiques du cœur et dû, comme on le sait, au soulèvement du cœur transmis par le foie sous l'appendice xiphoïde. Enfin la main posée à plat sur la région précordiale ne perçoit jamais qu'un soulèvement diffus, lointain, qui en aucun cas ne s'accompagne de frémissement cataire, alors même qu'il existe un souffle systolique parfois très accusé.

Ainsi donc, même chez des sujets qui ne sont nullement emphysémateux, la palpation permet déjà de constater que les battements du cœur sont assez faibles pour ne plus se traduire extérieurement par un choc précordial distinct. De plus, l'arythmie se manifeste d'une façon bien plus frappante à la main qui explore la région précordiale et en perçoit les impulsions irrégulières et diffuses, qu'au doigt qui explore le pouls. Certaines intermittences fausses en effet, sensibles au doigt posé sur la radiale, échappent à la main étendue sur la région précordiale et lui font ainsi sentir d'une façon plus nette la rupture du rythme.

Nous croyons qu'il faut accorder une véritable valeur à cet ensemble de signes physiques, surtout si on les rapproche de ce qui s'observe dans l'asystolie et mieux encore à une certaine période de l'évolution des néphrites mixtes. M. le professeur Renaut enseigne que dans ces néphites, l'un des signes prochains de l'insuffisance rénale réelle est l'effacement du choc précordial succédant au bruit de galop et à l'impulsion forte de la période de compensation. M. Bouveret (1) a également insisté, et avec raison, sur la part considérable de l'hyperkinésie compensatrice dans ce cas; et pour lui le moment ou le cœur faiblit doit être considéré comme ouvrant l'ère des accidents imminents. Or dans ce cas, comme dans les nôtres, l'affaiblisse- de l'énergie cardiaque a pour cause prochaine la segmentation du myocarde. Il s'agit donc bien ici d'un signe important de la myocardite segmentaire, quelle qu'en soit la cause.

Forme de la matité cardiaque dans la myocardite segmentaire essentielle. — Un autre grand caractère de l'affection que nous décrivons, est l'absence d'hypertrophie notable du cœur, en présence d'une arythmie et d'une asthénie manifestes du muscle cardiaque.

Dans vingt-cinq cas nous avons relevé et figuré sur le schéma la forme de la matité précordiale. Dans une infinité d'autres, mais sans en conserver trace, M. le professeur Renaut avait fait la même recherche. Nous sommes donc autorisé à décrire hardiment les caractères de cette matité dans la myocardite segmentaire essentielle.

Dans dix-sept cas la pointe du cœur battait toujours diffusément dans le cinquième espace intercostal en dedans de la ligne mamelonnaire. Nous devons faire remarquer à ce propos qus nous avons adopté comme ligne mamelonnaire moyenne, celle qui répond dans le

(1) Bouveret (Les premiers signes de la néphrite interstitielle.— *Province médicale*, 18-25 mai 1889).

plus grand nombre des cas à la ligne mamelonnaire du du sexe masculin, c'est-à-dire une verticale abaissée du point où la seconde côte croise la clavicule par son bord interne. Ceci étant, voici ce que nous avons constaté dans dix-sept cas. Dans le sens vertical, et à partir du point du choc précordial diffus, la matité remonte parallèlement à la ligne mamelonnaire jusqu'au haut ou seulement jusqu'à la partie inférieure du troisième espace intercostal. Rarement on la voit remonter sous la troisième côte ou aborder le deuxième espace intercostal : nous ne l'avons observé que dans deux cas sur dix-sept.

Du côté interne on voit régulièrement la matité longer exactement le bord gauche du sternum : dans deux cas seulement sur dix-sept, elle empiétait légèrement sur ce bord. La hauteur de cette seconde ligne de matité est exactement égale à celle de la ligne externe. Enfin les lignes supérieure et inférieure de la matité sont formées par deux traits transversaux réunissant à angle droit les deux lignes ascendantes. La figure de la matité cardiaque devient ainsi, soit un carré parfait, et c'est le cas lorsque la ligne supérieure longe le bord supérieur de la quatrième côte, soit un rectangle légèrement allongé dans le sens vertical, ce qui arrive dans les cas un peu plus fréquents où la matité remonte jusqu'à la moitié du troisième espace intercostal ou plus rarement le couvre tout entier. Nous donnerons à cette forme, avec M. le professeur Renaut, le nom de *matité rectangulaire*, pour la distinguer de la matité des autres cardiopathies, telle qu'elle est déterminée actuellement.

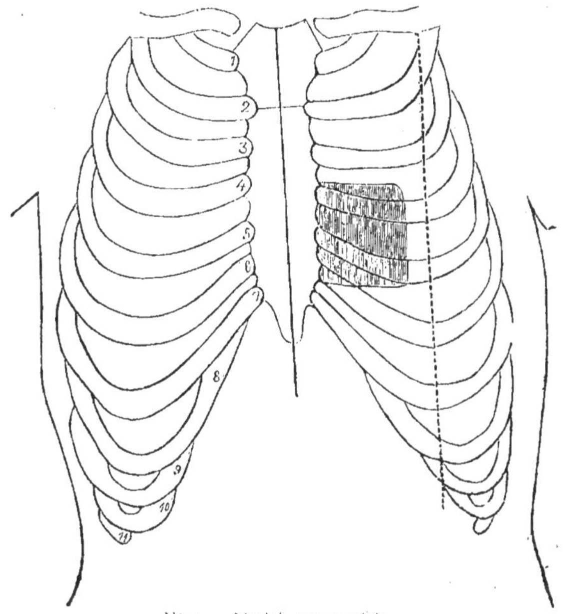

N° 1. — Matité rectangulaire

Peut-être ne sera-t-il pas inutile de dire ici un mot de ces différentes formes de matité caractéristiques des cardiopathies. Les caractères différentiels entre ces dernières et celle que nous venons de décrire se montreront ainsi avec plus de netteté.

Le type de la matité qui traduit au dehors l'hypertrophie propre aux maladies de l'aorte est le plus tranché de tous. Nous avons pris pour exemple un cas de rétrécissement aortique. Bien qu'il s'agisse de la maladie qui, d'après les auteurs classiques, compromet le moins la circulation périphérique, l'hypertrophie y est typique, et pour rappeler sa forme. M. Renaut la qualifie de *cylindroïde*. Le cœur s'est abaissé en glissant

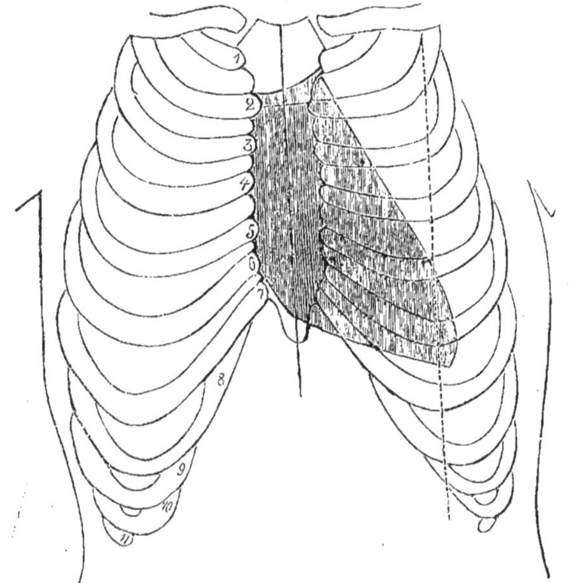

N° 2. — Matité cylindroïde dans un cas de rétrécissement aortique

sur le diaphragme. La pointe bat toujours au moins dans le milieu du sixième espace intercostal, toujours en dehors de la ligne mamelonnaire. La ligne inférieure de la matité va rejoindre très obliquement le milieu de l'appendice xiphoïde, traverse le sternum en écharpe pour gagner son bord droit au niveau de la sixième ou septième articulation chandro-sternale. Puis elle remonte droit jusqu'au manubrium. La limite externe de la matité, partant du lieu du choc de la pointe, remonte aussi obliquement et en droite ligne jusqu'au manubrium. De cette façon, la matité dessine une sorte de cône ou presque de cylindre allongé, faisant suite à la poignée sternale, de façon à avoir encore la largeur du sternum et même davantage dans le deuxième espace intercostal. Le cœur semble pendre du manubrium comme un sachet. Dans la maladie de Corrigan, les caractères sont les mêmes, mais sensiblement plus accusés.

Dans le rétrécissement mitral pur, la forme de la matité est toute différente. Elle trahit l'effacement du ventricule gauche, la surcharge du ventricule droit et

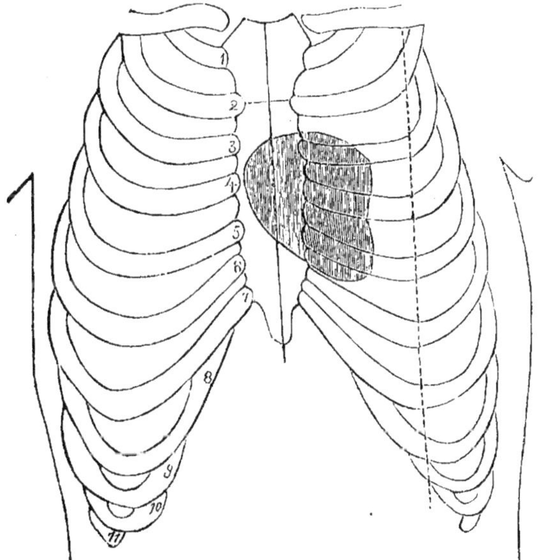

Matité piriforme dans un cas de rétrécissement mitral pur

la dilatation de l'oreillette gauche. Le plus souvent la

pointe du ventricule n'atteint pas la ligne mamelonnaire, et bat en dedans de cette ligne au milieu du cinquième espace intercostal. De ce point elle remonte droit et verticalement, puis se rapproche légèrement de la ligne mamelonnaire jusqu'à la troisième côte. De là elle décrit une légère courbe à convexité supérieure, qui longe le tiers inférieur du deuxième espace intercostal et vient rejoindre, en formant un fer à cheval à concavité dirigée en bas, le voisinage de la quatrième articulation chandro-sternale droite. De là elle regagne obliquement le lieu du choc de la pointe. Dessinée sur le sujet à l'aide du crayon dermographique, cette matité affecte donc la configuration d'une *sorte de raquette ou d'une poire* dont la pointe répondrait au lieu du choc précordial.

Le renflement en tête de cette matité est évidemment en rapport avec la dilatation des oreillettes, et l'aire en forme de croissant qu'elle engage sous le sternum correspond à la dilatation du cœur droit qui, pendant la période de compensation, ne subit qu'une surcharge à la vérité peu considérable, mais cependant réelle, en vertu du mécanisme indiqué par M. Renaut dans son étude sur le rétrécissement mitral (1).

Quant à la matité propre à la maladie d'orifice la plus commune, c'est-à-dire à l'insuffisance mitrale avec rétrécissement, elle est trop connue pour que nous y insistions longuement. Elle dessine le cœur sous la *forme d'une gibecière*. Elle est allongée dans le sens

(1) Voyez : Renaut (La circulation pulmonaire dans le rétrécissement mitral pur. — *Province médicale*, 4-11 décembre 1886).

transversal, et non plus carrée ou rectangulaire dans le sens de la hauteur. Le plus souvent la pointe du cœur

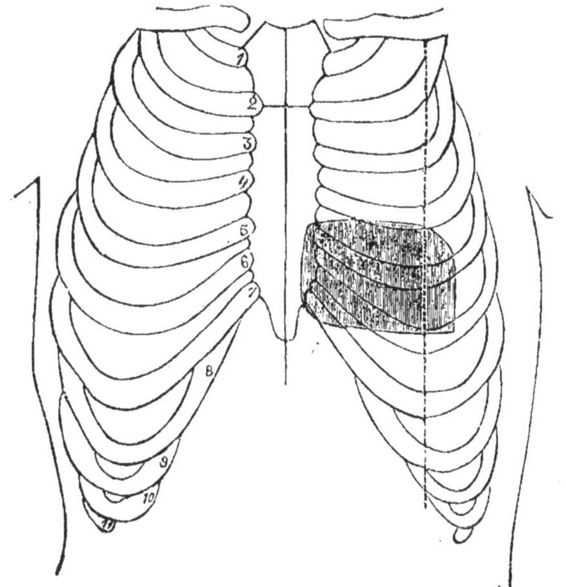

Matité en gibecière dans un cas d'insuffisance mitrale avec rétrécissement

est abaissée et bat sous la sixième côte, parfois plus bas. Elle déborde constamment et quelquefois largement la ligne mamelonnaire. Aucun de ces caractères n'existe dans la myocardite segmentaire essentielle. Nous devons dire toutefois que lorsque celle-ci, sans se compliquer à proprement parler de lésions d'orifice qu'on pourrait appeler actives, est combinée avec de l'athérôme de l'aorte ou avec un emphysème pulmonaire de longtemps antérieur, on peut voir la matité cardiaque subir certaines modifications de forme que nous allons indiquer.

La plus fréquente de ces déformations est celle qui s'observe dans les cas où il existe, au foyer des bruits aortiques, le souffle bref, systolique, symptomatique de ce que Lorain désigne sous le nom d'induration de l'orifice aortique (1). Dans ce cas en effet il n'y a qu'une apparence stéthoscopique de rétrécissement aortique vrai, la circulation périphérique n'est pas touchée, le pouls n'est point petit, et ne présente pas cette montée oblique si caractéristique du rétrécissement vrai, mais il reste sénile, à ascension droite, à grande amplitude avec crochet et plateau. L'hypertrophie cylindroïde fait défaut. Nous avons relevé et figuré la forme de la matité cardiaque chez deux de nos arythmiques qui présentent simultanément les signes de l'induration aortique et ceux de la myocardite segmentaire essentielle. Dans ces deux cas le rectangle correspondant à la matité habituelle se prolonge en une sorte de presqu'île dont le bord droit poursuit la ligne d'ascension de la matité le long du sternum, ou en empiétant légèrement sur lui, jusqu'à l'insertion de cet os au manubrium. En somme nous trouvons ici la matité due à l'induration de l'aorte et à la sclérose du tissu connectif médiastinal ambiant, superposée à la matité régulière de la myocardite segmentaire.

Une seconde déformation s'observe dans les cas où le sujet est atteint d'un emphysème antérieur ancien et marqué. La matité s'avance alors sous le sternum au

(1) Voyez : Lorain (Loc. cit., f° 281).

lieu de s'arrêter le long de son bord gauche, ce qui peut être expliqué, croyons-nous, par l'action du poumon sur le cœur. Mais il est juste de dire que dans deux cas cette même forme de matité s'est rencontrée en l'absence de tout emphysème, et n'a pu être expliquée par aucune autre cause appréciable.

En résumé, sur vingt-cinq observations, la matité rectangulaire typique comprise entre le bord gauche du sternum et la ligne mamelonnaire a été constatée et relevée dermographiquement dans dix-sept cas.

La matité de même forme, mais s'avançant jusqu'au milieu du sternum ou un peu au delà, existait dans quatre cas dont deux étaient des cas d'emphysème avéré (1).

La matité présentant la déformation que nous avons rapportée à l'induration de l'orifice aortique existait dans deux cas en même temps qu'un souffle systolique d'induration aortique et un tracé sphygmographique du type sénile à pulsations de grande amplitude et à ascension droite (2).

Le type mitral n'a été trouvé que dans un seul cas (3).

Enfin dans un seul cas également la matité présentait le type rectangulaire, mais le cœur était fortement abaissé. La pointe battait diffusément dans le sixième espace, la matité dépassait sensiblement en dehors la ligne mamelonnaire, mais un grand intervalle séparait sa limite interne du bord gauche du sternum.

(1) Voyez : Observ. XXI, XXIII, XXXIV, XXXVI.

(2) Voyez : Observ. XXII, XXIV.

(3) Voyez : Observ. XXV.

Il s'agit donc ici d'un cas d'abaissement du cœur en masse, de glissement du cœur sur le diaphragme. En outre le sujet présentant un certain degré d'albuminurie ne peut pas, par cela même, être considéré comme un cas type (1).

§. 3. — Etude des bruits cardiaques dans la myocardite segmentaire essentielle

Dans les diverses formes de cette affection, et aussi bien chez l'adulte que chez le vieillard, les phénomènes révélés tout d'abord et d'une façon constante par l'auscultation du cœur sont l'affaiblissement des bruits et l'irrégularité plus ou moins accusée du rythme. Dans un certain nombre de cas ces signes existent seuls, mais tôt ou tard apparaît un autre signe, tantôt épisodique, tantôt permanent, que nous considérons comme l'un des signes physiques les plus caractéristiques de la segmentation du myocarde : c'est le souffle systolique médiocardiaque.

C'est un souffle doux, souvent extrêmement léger, quelquefois intense, qui présente en somme les mêmes variations que le souffle de l'endocardite rhumatismale naissante, à l'exception bien entendu des modifications apportées à ce souffle par les végétations de l'endocarde. Lorsqu'on recherche par le procédé de M. le professeur Bondet l'axe général du cœur, c'est-à-dire lorsqu'on détermine d'une part le lieu des battements sigmoïdiens et, d'autre part, le lieu du choc précordial,

(1) Voyez : Observ. XIII.

et qu'on réunit ces deux points par une ligne droite, on se rend compte que ce souffle a son maximum d'intensité à égale distance de ces deux points, au milieu du cœur. En outre, il ne s'irradie point horizontalement vers l'appendice xiphoïde, et ne se propage point non plus vers l'aisselle. Il ne s'entend plus en dehors du lieu du choc précordial. A droite et à gauche seulement de son point maximum il se propage en décroissant à une petite distance, comparable à peu près à une largeur de pavillon stéthoscopique. C'est donc un souffle *systolique médiocardiaque* et *limité*, dont le dernier caractère est de n'être accompagné, dans l'immense majorité des cas, d'*aucun bruit harmonique surajouté.*

C'est là, avec la situation médiocardiaque du souffle, son caractère le plus important, car il permet de le distinguer des souffles dus à l'endocardite déformante de la mitrale. On sait qu'en pareil cas la valvule est transformée en un infundibulum à parois irrégulières et rigides, et que, pendant la systole, la régurgitation du sang se fait sous pression à travers le rétrécissement formé par la pointe de cet infundibulum. Dans de telles conditions il est extrêmement rare que les vibrations de la veine fluide récurrente ne donnent point naissance à la fois au souffle fondamental et à des sons harmoniques surajoutés. En même temps que le souffle soufflé, puissant et prolongé vers la pointe et dans l'aisselle, lorsque l'orifice réel de communication entre le ventricule et l'oreillette est abaissé, on entend alors des bruits particuliers bien connus qui varient entre le sifflement léger et flûté et le bruit de râpe ou de scie. Dans les cas de myocardite segmentaire, où le souffle médiocardiaque avait existé et qui furent vérifiés par l'autopsie, jamais M. le professeur Renaut ni moi n'avons rencontré ces bruits musicaux. Une seule exception a été vue par M. Renaut.

Il s'agissait d'un malade de la salle Saint-Pothin (hôpital de la Croix-Rousse), qui présentait un bruit de râpe systolique, qu'on pouvait même entendre en auscultant par derrière, le long de la colonne vertébrale. Le malade mourut de syncope brusque. Son cœur s'arrêta si instantanément et si complètement qu'on trouva, à l'autopsie, un caillot remplissant tout le ventricule gauche et l'aorte jusqu'à sa bifurcation, le cœur n'ayant pu, en revenant sur lui-même, chasser plus loin le flot sanguin, qui coagula sur place. On ne trouva dans ce cas aucune lésion valvulaire, mais un myocarde qui, tout entier, se résolvait en cellules musculaires quand on en agitait un fragment dans l'eau.

C'est à la dissociation segmentaire des muscles papillaires des valvules que doit être attribué le souffle médiocardiaque. Ces muscles, tenseurs de valvules, s'ils ne sont pas devenus complètement inertes, sont au moins impuissants à tendre, avec la rigidité convenable, ces voiles membraneux dont ils règlent le jeu. Les valves mitrales ne résistent alors pas mieux à la pression sanguine qu'elles ne le font à la pression de l'eau dans les expériences cadavériques. Comme, d'un autre côté, l'orifice auriculo-ventriculaire réel est resté à sa place normale, au lieu d'être reporté, comme dans les lésions mitrales vulgaires, au voisinage de la pointe du cœur, et comme la régurgitation du sang à travers une valvule mal tendue, mais intacte est toujours peu considérable, les caractères du souffle s'expliquent. On comprend à la fois qu'il soit médiocardiaque, doux et peu intense, qu'il ne se propage pas et n'ait pas d'harmoniques surajoutés.

Ceci ne veut pas dire que nous ayons recours, pour interpréter les faits, à une théorie des mouvements valvulaires, contraire à celle qui est admise à juste titre et qui est devenue classique depuis les travaux de MM. Chauveau et Marey. Il semble, au premier abord, que d'après la manière de voir de ces auteurs, l'inertie des piliers musculaires, moteurs valvulaires du cœur, ne saurait jamais avoir pour conséquence une régurgitation du sang du ventricule dans l'oreillette pendant la systole. Il est vrai que sur l'animal sain, de même que sur le schéma, les choses se passent comme si les valvules auriculo-ventriculaires n'étaient que des clapets inertes se fermant mécaniquement sous la poussée du sang à leur rencontre. Mais il ne résulte pas de là que les muscles papillaires ne servent à rien. S'il en était ainsi, ils ne subiraient pas d'accroissement dans les hypertrophies compensatrices ; bien plus, ils ne sauraient subsister, car tout muscle qui ne fonctionne pas s'atrophie. Nous admettrons, avec M. le professeur Renaut, que la fonction principale des muscles moteurs valvulaires est de mettre les valvules en état de tension active à l'encontre de la poussée sanguine, exactement comme le feraient, dans un organisme mécanique, des ressorts à boudin, par exemple. Si cette action n'existe plus, la mise en jeu des valvules ne s'effectuera plus avec une tension et, il faut le dire aussi, avec une attitude convenables. L'ondée sanguine pourra par conséquent rompre l'adhérence des valves opposées par leur convexité, faire flotter ces voiles membraneux, etc. Ajoutons aussi que la segmentation des parois cardiaques amènera toujours une diminution de la contraction du cœur sur le sang qu'il renferme. La cavité ventriculaire au moment de la systole n'arrivera plus au minimum de volume ; elle ne sera plus ramassée sur elle-même comme dans un cœur sain. Les surfaces de tangence entre les voiles membraneux des valvules seront moins larges et par conséquent celles-ci deviendront plus faciles à séparer.

Toutes ces conditions expliquent plus que suffisamment la minime récurrence qu'on observe dans les cas d'asthénis cardiaque, qui ne s'aécompagnent pas de lésion des valvules auriculo-ventriculaires. Dans l'ictère, alors que le muscle cardiaque subit, à la façon de tous les autres, un empoisonnement vrai par les éléments de la bile, ne voit-on pas apparaître avec une asthénie temporaire le souffle systolique et médiocardiaque de Clément et Gangolphe ? (1).

Il nous reste peu de chose à dire sur le souffle médiocardiaque de la myocardite segmentaire essentielle, mais nous devons encore faire observer que ce souffle n'est nullement un souffle anémique. Il ne se propage jamais dans les vaisseaux : ce fait ne s'est présenté que dans le cas unique terminé par syncope et thrombose brusques, observé par M. Renaut. Le souffle ne naît pas non plus le long du bord gauche du sternum

(1) Voyez : Gangolphe (*Du bruit de souffle mitral dans l'ictère*, Th. Paris. 1875).

pour se propager vers la base. En un mot nous avons, pour le différencier des souffles anémiques, exactement les mêmes raisons que pour distinguer de ces derniers le bruit anormal médiocardiaque de l'endocardite rhumatismale vulgaire à son début.

Nous en aurons fini, lorsque nous aurons brièvement expliqué le caractère d'instabilité que nous avons déjà indiqué comme appartenant au souffle médiocardiaque de la myocardite segmentaire. Ce serait une erreur de croire que ce souffle est purement épisodique, qu'il naît et disparaît dans des circonstances bien déterminées, qu'il a quelque analogie, par exemple, avec le souffle présystolique du rétrécissement mitral. C'est un fait bien connu que ce dernier peut manquer et manque en effet lorsqu'on examine le malade au repos. Mais si on fait marcher le malade, si on lui fait monter un escalier, si en un mot on détermine chez lui une courte période d'excitation cardiaque, le souffle présystolique apparaît : la contraction auriculaire est devenue momentanément capable de faire chanter la veine fluide dans son passage à travers l'orifice rétréci, pendant la présystole. Telles ne sont point les variations du souffle médiocardiaque. Chez un même malade il peut faire défaut pendant de très longues périodes d'arythmie, puis il s'établit et persiste. D'autres fois, s'il s'agit de myocardiques emphysémateux, l'arythmie existe seule pendant l'été, tandis qu'elle sera accompagnée du souffle pendant l'hiver, lorsqu'une longue période de bronchite aura exagéré la surcharge de la circulation pulmonaire. Dans d'autres cas, comme dans les formes paroxystiques, qui seront décrites plus loin, pendant les paroxysmes qui déterminent une asystolie à forme spéciale dont nous développerons les caractères, le souffle se renforce ou devient plus net s'il existait auparavant, ou bien il apparaît transitoirement pour disparaître dans les intervalles des paroxysmes. Mais le plus ordinairement, ce souffle, une fois établi, persiste avec des alternatives de renforcement et d'atténuation parfois poussée jusqu'au voisinage de l'effacement. Dans ce dernier cas il se réduit souvent à un prolongement du premier bruit : prolongement très doux, lointainement soufflé, qu'il faut soigneusement rechercher pour en découvrir la présence. C'est en quelque sorte une forme latente du souffle (1).

On voit par ce qui précède que le souffle médiocardiaque et l'arythmie constituent deux caractères de la plus haute importance. Nous les qualifierions de pathognomoniques, si nous pensions que ce terme dût subsister dans la terminologie médicale.

§ 4. — Troubles de la circulation périphérique en retour

Œdème latent et œdème vrai des membres inférieurs. Œdème variable du poumon. — La myocardite segmentaire essentielle ne produit généralement pas de surcharge veineuse appréciable ; c'est encore là un de ses grands caractères. Nous n'y retrouvons donc pas, même dans les périodes d'asystolie confirmée à type

(1) Voyez notamment pour ces variations les obs. VII et XVII.

spécial, ces traces visibles d'encombrement veineux qui, dans les maladies organiques du cœur, se manifestent par la teinte verdâtre des téguments superposée à la pâleur anémique, par les veinosités du visage, et l'état cyanique des lèvres, de la langue et des ongles. Nos malades n'ont pas non plus ce regard particulier des cardiaques asystoliques : regard brillant, noyé de larmes, avec une injection quasi œdémateuse des veinules du blanc de l'œil. Ils sont purement et simplement pâles, de cette pâleur jaune et translucide qui résulte chez les sujets avancés en âge de la perte de la cérulescence du derme. Chez les myocardiques jeunes, ceux chez lesquels la maladie s'est développée à la suite d'une infection grave comme la fièvre typhoïde, la pâleur est au contraire grise terne, bien différente de l'aspect pseudo-chlorotique des convalescents dont le cœur n'a point été touché. Ainsi, dans la maladie qui nous occupe, la période de cachexie anémique se prolonge au delà des limites ordinaires et pour ainsi dire indéfiniment, à peu de chose près comme cela se passe dans un très grand nombre de cas de cardiopathies purement aortiques. Comme chez les aortiques du reste, il y a ici bien plutôt une menace constante de syncope qu'une instance d'œdème par surcharge et dilatation du cœur droit. Les viscères restent presque complètement intacts, le foie ne subit, pour ainsi dire, aucune augmentation de volume, et les reins ne montrent pas non plus de véritables signes d'encombrement.

Nous devons insister sur ces deux points. Dans les maladies valvulaires du cœur, dans la péricardite chronique compliquée de segmentation du myocarde et consécutivement d'asystolie, la congestion chronique du foie est la règle. L'organe déborde les fausses côtes d'une façon variable et remonte aussi plus ou moins vers le mamelon. La distension par le sang veineux est habituellement douloureuse, alors même que l'autopsie ne doit révéler qu'un degré peu marqué de ce mélange de dégénération graisseuse, de distension des capillaires rayonnant autour de la veine centrale du lobule, et de légère inflammation interstitielle des espaces portes, dont la réunion constitue ce que l'on appelle le foie cardiaque. Chez les myocardiques au contraire la douleur à la pression au niveau, en bas et à droite de l'appendice xiphoïde, si manifeste chez les mitraux asystoliques, fait absolument défaut. A peine peut-on observer quelques rares exceptions à cette règle. Le foie a son volume normal, et l'autopsie ne contredit pas les apparences cliniques : le foie y apparaît indemne, sans surcharge veineuse. De même les cavités droites du cœur s'y montrent généralement à peine plus développées qu'à l'état normal.

Le rein ne prend point non plus l'aspect du rein cardiaque des maladies valvulaires. Il laisse filtrer l'urine en quantité et avec sa densité normales. On n'observe pas cette pseudo-anurie des cardiaques valvulaires, caractérisée par des émissions d'urine rare, concentrée, précipitant abondamment les sels normaux par le refroidissement, et qu'il faut ramener à la densité ordinaire en l'étendant d'eau tiède pour lui restituer son aspect, son odeur, sa transparence, et son absence de précipitation normales. Néanmoins nous ne pouvons passer sous silence ce fait que, chez quelques-uns de nos malades, l'urine renferme de petites quantités d'albumine. Sur trente-sept cas en effet, où l'examen des urines a été soigneusement fait et à plusieurs reprises, nous avons constaté six fois des épisodes plus ou moins prolongés d'albuminurie légère, et deux fois une albuminurie, légère aussi, mais qui a persisté pendant toute la durée de notre observation et dure encore. On pourrait donc dire provisoirement que le nombre des albuminuriques est environ de 20 °/₀ parmi les individus atteints de myocardite segmentaire essentielle, les trois quarts de ces albuminuries étant d'ailleurs purement transitoires.

Nous ferons remarquer enfin que dans tous nos cas il ne s'agit à proprement parler que de traces d'albumine si légères qu'il est nécessaire de s'entourer de grandes précautions pour en constater l'existence. On pourrait en conclure qu'il ne s'agit que d'albuminuries dyscrasiques, liées à l'anémie profonde et à la nutrition languissante consécutives à l'impotence du cœur. Pour mieux préciser, on pourrait comparer ces albuminuries à celle du diabète, ou mieux encore à celle de la chlorose. Mais il faut remarquer que nous avons affaire en grande majorité à des vieillards, dans les reins desquels M. le professeur Renaut estime qu'il y a 1 °/₀ en moyenne des glomérules qui ont subi l'atrophie fibreuse. D'autre part l'étude du rein sénile et des diverses albuminuries séniles est trop peu avancée pour qu'on puisse dès maintenant dire quelle part reviendra, lorsque cette étude sera parachevée, à la dyscrasie sénile et aux lésions séniles du rein dans la production de l'albuminurie. Il nous est donc pour ainsi dire impossible de creuser cette question. Nous ferons remarquer toutefois que le syndrôme cardio-rénal des néphrites interstitielles et des néphrites mixtes n'existe nullement dans les cas que nous décrivons. En face de l'albuminurie légère de la myocardite segmentaire essentielle il n'y a pas plus de cœur rénal avec sa symptomatologie et son anatomie pathologique spéciales, qu'il n'y a de rein cardiaque en présence de l'arythmie et du souffle médiocardiaque sans hypertrophie. Ceci veut dire encore que l'albuminurie est un symptôme contingent, ou consécutif ou surajouté à la myocardite segmentaire essentielle, et que cela arrive dans un cinquième environ des cas. Il n'est pas moins important de dire qu'on n'observe pas, en même temps que l'albuminurie, les signes ordinaires de l'insuffisance rénale et *a fortiori* de l'urémie considérée dans ses diverses formes cliniques.

Chez les myocardiques même les plus arythmiques il est rare d'observer l'anasarque franche, telle qu'on la rencontre chez les cardiaques valvulaires asystoliques. Mais par contre il est un signe physique extrêmement fréquent chez eux : c'est ce que M. le professeur Renaut a nommé l'*œdème latent prétibial*. Il diffère peu de celui qui existe dans divers états cachectiques, chez les cancéreux, chez les chlorotiques, à une certaine période des néphrites mixtes, et enfin dans la pneumonie tuberculeuse lobaire à granulations confluentes décrite par MM. Renaut et Riel (1). C'est un œdème

(1) Riel. *De la pneumonie tuberculeuse lobaire*. Thèse Lyon, 1888.

qu'il faut chercher, car il ne se montre pas de lui-même. Les membres inférieurs ne sont pas déformés ; la peau a sa coloration normale : le dos du pied n'est pas gonflé. Mais si l'on appuie doucement avec une certaine persistance sur la peau de la région prétibiale, on détermine l'apparition d'un godet qui subsiste et ne s'efface que très lentement. Plus rarement cet œdème existe aussi autour des malléoles ou au voisinage du genou. L'orsqu'il coexiste avec l'arythmie, la matité rectangulaire et le souffle médiocardiaque, chez un individu qui n'est suspect d'aucun néoplasme interne, il constitue un signe très important de la myocardite segmentaire essentielle.

Ainsi donc, bien qu'il n'y ait pas de surcharge veineuse, bien que les grands parenchymes irrigués par la circulation aortique ne soient pas le siège d'une stase permanente, la grande circulation menée par un myocarde affaibli devient cependant légèrement insuffisante. Au niveau des parties déclives, là où le sang est forcé de remonter contre la pesanteur, l'œdème latent apparaît. Tout se borne là en général, et le plus grand nombre des myocardiques ne présentent aucun autre trouble de la circulation en retour. Mais il n'en est pas toujours ainsi. Quand nous étudierons les formes de la maladie nous verrons en effet que la myocardite segmentaire est capable de conduire sinon à l'anasarque systématique, continue et progressive, analogue à celle des asystoliques ordinaires, du moins à des épisodes d'anarsaque modérée. Et ces derniers ont ceci de particulier, qu'ils se comportent jusqu'à la fin comme les premières et transitoires atteintes d'anarsaque qu'on observe chez les cardiaques vulgaires au début de la période de rupture de la compensation.

L'analyse de nos observations personnelles montrera bien l'importance du signe que nous venons d'étudier. Sur trente-sept cas où son existence a été soigneusement recherchée, nous avons trouvé seize fois de l'œdème latent, tel qu'il a été décrit plus haut. Dans huit cas l'œdème était un peu plus marqué, et ne pouvait plus être qualifié de latent, car il se manifestait par une légère tuméfaction périmalléolaire. Dans un cas existait une anasarque modérée. Dans douze cas enfin, il n'y avait pas de trace d'œdème au moment où les malades furent soumis à notre examen. Mais il importe de faire remarquer que, sur les douze malades de cette catégorie, cinq avaient eu antérieurement de l'œdème latent ou vrai pendant des périodes plus ou moins prolongées, de telle sorte qu'en dernière analyse sept malades seulement, sur trente-sept, n'ont jamais présenté aucune espèce d'œdème dans le cours de leur affection.

Tels sont les troubles observés dans la grande circulation. Il nous reste à examiner l'état de la circulation pulmonaire. Dans les cas où il n'existe préalablement aucune pneumopathie capable de troubler l'observation, c'est-à-dire point d'emphysème, de phthisie fibreuse, etc., l'embarras de la circulation pulmonaire se montre avec des caractères tout à fait comparables à ceux que nous venons de décrire dans la grande circulation. Pendant de longues périodes on peut n'observer absolument rien du côté du poumon ; mais, tôt ou tard, vient un moment où apparaissent des signes de surcharge veineuse. Il est même de règle que ceux-ci se montrent antérieurement à l'œdème latent prétibial et avec plus de fréquence que ce dernier. Ce sont de petites lésions d'œdème pulmonaire, dont souvent rien autre chose ne peut rendre compte que la lésion du myocarde. Chez presque tous les sujets, lorsque le décubitus dorsal longtemps prolongé est rompu subitement, l'oreille entend aux bases et principalement à la base gauche pendant un temps assez long les bulles grosses, irrégulières, à éclat dur et mouillé à la fois, inspiratoires et expiratoires, caractérisques de l'œdème pulmonaire. Nous ferons remarquer qu'il ne s'agit nullement ici des râles de déplissement bien connus, mais des signes stéthoscopiques classiques de l'œdème vrai. Chez d'autres malades, c'est par épisodes, sans rhume et sans toux antérieurs, sans signe de bronchite diffuse, qu'on trouve l'œdème des bases plus ou moins répandu dans chacune d'elles et plus particulièrement à gauche.

Cette prédominance à gauche de l'œdème pulmonaire n'est pas particulière à la myocardite segmentaire. Depuis longtemps déjà notre maître, M. le professeur Renaut, fait observer que chez la grande majorité des cardiaques l'œdème pulmonaire, satellite de la période d'asthénie du myocarde, est ou localisé d'abord au côté gauche ou d'emblée beaucoup plus accusé de ce côté pendant une période de temps en somme assez longue. Parfois même l'autopsie montre qu'en effet une série de congestions pleuro-pulmonaires ont depuis longtemps existé de ce côté, tandis que rien de pareil ne se montre à droite. On sait combien la symphyse pleuro-pulmonaire gauche plus ou moins complète est un accident d'autopsie fréquent chez les cardiaques, tandis qu'au contraire du côté droit elle est exceptionnelle, ainsi que la légère induration du parenchyme pulmonaire qui l'accompagne ordinairement. Nous nous bornons à signaler ce fait qui, outre la valeur clinique propre qui lui appartient, ne paraît pas avoir été signalé par les auteurs. Sa constatation ici montre de plus que, dans la myocardite segmentaire essentielle, maladie à longue portée comme les maladies d'orifice, en l'absence de toute lésion valvulaire et de toute altération des deux séreuses entre lesquelles bat le myocarde, en dehors de l'hypertrophie vraie et de la dilatation des parois et des cavités cardiaques, tout se passe à l'égard du poumon comme dans les cardiopathies vulgaires, même à ce détail près que l'œdème pulmonaire est plus marqué à gauche qu'à droite.

Il existe du reste dans la myocardite segmentaire une tendance très accusée à l'engouement pulmonaire sous l'influence des moindres causes, tendance qui est même en somme tout aussi accusée que dans les deux rétrécissements d'orifices mitral et aortique. L'explication d'une pareille prédisposition semble d'ailleurs se donner d'elle-même. La masse musculaire motrice du sang, tant veineux du cœur droit qu'artériel du cœur gauche, étant frappée par la segmentation d'une véritable impotence fonctionnelle, la circulation, soit grande, soit petite, entre les deux cœurs, se fait sous une pression habituellement voisine du minimum audessous duquel l'œdème serait mis en train. De là, l'œdème latent des extrémités inférieures ; de là dans le poumon une sorte d'œdème latent aussi qui, sous l'influence des moindres causes propres à exagérer l'embarras circulatoire, passera à l'état d'œdème vrai. La segmentation du myocarde est en somme toujours plus ou moins présente chez le vieillard, si bien qu'on peut la considérer comme l'un des termes majeurs de l'involution sénile de l'organe central de la circulation. Par conséquent on pourrait peut-être proposer l'explication par cette lésion de l'énorme vulnérabilité du poumon des vieillards chez lesquels un rien causal pour ainsi dire devient si souvent le point de départ de ces bronchites graves que chacun connaît, parfois subcontinues et constituant alors ce que l'on a appelé le catarrhe sénile. Inversement, la myocardite segmentaire nous apparaîtra plus loin comme exerçant sur les pneumopathies quelconques des vieillards cette influence désastreuse qui fait que trop souvent l'asystolie, l'arythmie extrême, la tendance aux syncopes et la mort rapide se développent brusquement en série à l'occasion parfois d'un rhume vulgaire.

Si l'on veut maintenant résumer brièvement la symptomatologie de la myocardite segmentaire essentielle, on arrive à la formule suivante. Cette affection est caractérisée par des termes symptomatiques constants et dont le groupement est typique : Faiblesse de l'impulsion cardiaque et disparition du choc localisé de la pointe, qui reste intra-mamelonnaire et située, sauf exceptions rares, dans le cinquième espace intercostal. — Matité rectangulaire, telle que nous l'avons décrite, donnant par la percussion profonde une notion certaine de l'absence de l'hypertrophie cardiaque. — Cette matité ne dépasse en dedans que très exceptionnellement et de très peu le bord gauche du sternum, le long duquel elle remonte pour se terminer en haut par une ligne horizontale dans le troisième espace intercostal. — Arythmie du cœur et du pouls avec conservation des caractères séniles du tracé et décroissance rapide de son amplitude, au fur et à mesure que l'on s'éloigne du cœur. — Œdème latent variable prétibial et pulmonaire; tendance aux bronchites graves consécutivement aux moindres causes. — Souffle systolique médio-cardiaque, variable comme l'œdème latent et comme les paroxysmes d'arythmie, et qui, sauf une exception unique, ne s'est jamais propagé en dehors de l'aire du cœur, ni accompagné de bruits harmoniques surajoutés au souffle fondamental.

Chacun des signes et des symptômes qui précèdent, outre qu'en lui-même il est tranché, concourt à constituer, lorsqu'il est relié avec les autres, un syndrôme cardiaque parfaitement net et défini, de telle sorte que l'on peut dire que, quand on s'est habitué à le reconnaître par l'examen d'une dizaine de malades, on peut être assuré de le déterminer chez tous ceux chez lesquels il existe et de le rapporter à sa cause, la segmentation du myocarde sans cardite interstitielle et sans athérôme des coronaires ou intra-cardiaques, et de prédire également à coup sûr que le diagnostic posé au lit du malade sera vérifié à l'autopsie.

CHAPITRE II

Des formes particulières de la myocardite segmentaire essentielle

A. Forme latente. — *B.* Forme arythmique sans souffle. — *C.* Forme arythmique avec souffle médiocardiaque. — Analyse des observations se rapportant à ces diverses formes.

A. *Forme latente.* — Nous entendons par forme latente de la myocardite segmentaire essentielle celle dans laquelle le syndrôme cardiaque propre à cette affection est atténué et comme voilé. Les sujets rangés dans ce groupe constituent une sorte d'intermédiaire entre les individus simplement séniles, porteurs de lésions peu étendues de segmentation cardiaque, et ceux chez lesquels au contraire la dissociation segmentaire a pris le pas et s'est donné les allures d'une cardiopathie définie. Il est à peine besoin du reste de faire remarquer que, dans une affection du myocarde dont les causes ne sont point comparables à celles qui engendrent les maladies infectieuses, dans une affection d'ordre purement évolutif et nutritif qui peut être considérée comme l'un des termes majeurs où aboutit l'involution sénile du cœur, il n'existe pas de limite absolument tranchée entre la maladie cardiaque bien définie et les simples troubles séniles de la circulation. Les individus qui répondent à la catégorie dite forme latente de la myocardite segmentaire sont en somme les séniles imperceptiblement arythmiques, tels qu'on les retrouve par exemple dans les tracés de pouls sénile publiés par les auteurs et auxquels nous avons déjà fait allusion. De tels myocardiques sont nombreux. Nous en avons trouvé quinze cas, soit 37,5 %, sur les quarante observations inscrites aux pièces justificatives de cette thèse. Ces cas se décomposent ainsi :

A. Cinq cas de mort subite (obs. 2, 3, 4, 39, 40). Les malades n'avaient pas présenté pendant la vie des symptômes évidents de myocardite segmentaire. Nous avons observé personnellement deux d'entre eux.

L'un était porteur d'un cancer latent de l'estomac, l'autre était affecté de phtisie fibreuse chronique. Tous deux étaient des vieillards. Ils moururent de syncope et le cœur fut trouvé fragmenté largement : aucune autre lésion que l'état du cœur ne pouvant d'ailleurs rendre compte de la syncope brusque. Deux autres cas, que nous avons empruntés à Déjerine, sont des cas de mort subite chez des typhiques. Dans l'un il s'agit d'un homme de 28 ans atteint, pendant la convalescence d'une dothinentérie, d'une pleurésie purulente droite. On lui fait l'empyème et à la fin de l'opération, pendant le lavage de la plaie, il prend une syncope brusque. Dans l'autre c'est une femme tabétique qui, au début de la convalescence d'une fièvre typhoïde régulière, meurt subitement en s'asseyant snr son lit. Ces deux malades avaient été examinés soigneusement peu de temps avant la terminaison fatale : ni l'un ni l'autre n'avaient présenté aucun symptôme appréciable du côté du cœur, bien que ce dernier à l'autopsie se soit montré complètement fragmenté. — Enfin un dernier fait est relatif à un individu de 35 ans, alcoolique, porteur d'une hernie engouée qui au bout de deux jours se réduit spontanément. Mais à ce moment le malade prend pendant la nuit un accès de *delirium tremens*, puis un second accès dans la nuit suivante et meurt brusquement. Son cœur, que nous eûmes par hasard l'occasion d'examiner, était atteint d'une dissociation segmentaire extrêmement marquée.

B. Dans un sixième cas le souffle systolique médiocardiaque existait extrêmement léger, accompagné d'œdème latent sans arythmie appréciable du pouls. Mais ici il y avait en même temps une tachycardie habituelle dont nous avons figuré le tracé. Ce cas a donc purement et simplement la valeur d'un élément de diagnostic différentiel.

Nous avons vu en effet que la tachycardie, lorsqu'elle se produit accidentellement chez les segmentaires, a pour premier effet de corriger l'arythmie du cœur et du pouls. Dans des cas semblables la triade : souffle médiocardiaque, œdème latent, et arythmie cardio-sphygmique, pourrait donc être remplacée à peu près à coup sûr par cette autre : souffle médiocardiaque, œdème latent et tachycardie. Il est en effet si exceptionnel, en dehors de circonstances tout à fait déterminées, de voir chez le vieillard la tachycardie se produire que, lorsqu'elle est conjuguée aux deux autres symptômes majeurs, on pourrait être en réalité fondé à admettre l'existence de la myocardite segmentaire. (Obs. 27).

C. Les quatre cas qui suivent sont beaucoup plus instructifs. Ils représentent à proprement parler des formes atténuées de l'expression symptomatique du mal. A la place d'une latence absolue nous trouvons ici plus ou moins marqués un ou plusieurs des signes cardinaux, en l'absence des autres. En même temps qu'un souffle médiocardiaque d'intensité variée, l'arythmie très légère du cœur et du pouls peut être constatée, ainsi que l'absence de l'hypertrophie vraie et l'existence de la matité rectangulaire. Sur ces quatre malades, deux ont de l'œdème latent et deux autres n'en ont pas. (Obs. 28, 29, 30, 31).

D. Dans trois autres cas au contraire, en l'absence d'arythmie appréciable du pouls, on a observé le souffle médiocardiaque et de l'œdème net des jambes. (Obs. 32, 33, 34).

E. Enfin nous avons observé un cas dans lequel le souffle médiocardiaque constituait le seul signe physique indicateur du mal. Mais en même temps la patiente souffrait d'une oppression marquée et de palpitations de cœur paroxystiques. (Obs. 35).

F. Une dernière malade obèse et emphysémateuse nous a présenté, avec un pouls régulier, une prolongation du premier bruit du cœur, sorte d'ébauche, indistincte il est vrai, d'un bruit anormal médiocardiaque. Un fait particulier chez elle est que les membres inférieurs sont atteints d'œdème fixe depuis huit années. Elle ne présente du reste ni dilatation du cœur droit, ni souffle tricuspidien, ni enfin d'embarras de la circulation veineuse. Le foie n'est pas développé, il n'y a pas d'albuminurie. La matité cardiaque revêt les caractères typiques de la myocardite segmentaire avec seulement un peu d'extension sur le sternum. Il s'agit évidemment ici d'un cas d'asthénie cardiaque très marquée, puisque la circulation périphérique, en dehors de toute surcharge veineuse, est influencée, de manière à donner naissance à un œdème permanent des extrémités; le tout avec un pouls simplement comparable à celui des séniles vulgaires, c'est-à-dire dont l'arythmie n'est pas évidente.

Tous ces cas, on le voit, bien que présentant le syndrôme de la myocardite segmentaire à l'état incomplet, forment, comme nous le disions en débutant, une échelle ascendante. Cette échelle a même ceci de particulier, c'est que ce sont les cas les plus latents en apparence qui ont fourni avec prédilection les arrêts brusques du cœur et les morts par syncope, tandis que les termes les plus élevés sont à longue portée et aboutissent tout aussi bien que les cas types à la forme particulière de cachexie cardiaque avec œdème, sans surcharge de la circulation veineuse et sans embarras des grands parenchymes, qui paraît être l'apanage de la myocardite segmentaire essentielle avancée dans son évolution.

B. *Forme arythmique sans souffle.* — Nous avons relevé onze cas de cette forme, qui existe par conséquent dans 27,5 °/₀ des cas observés. Nous avons déjà dit du reste que le souffle médiocardiaque est de sa nature quelque peu contingent, variable, qu'il est loin d'être toujours persistant lorsqu'il a une fois apparu. Les arythmiques sans souffle seront en somme ceux chez lesquels pendant de longues périodes le souffle caractéristique n'a pas été observé. Mais on n'est jamais sûr qu'il en a toujours été et qu'il en sera toujours de même chez tel malade qu'on examine, fût-ce pendant longtemps, et qui n'est point porteur d'un souffle. A cela près la symptomatologie est dans cette forme exactement ce qu'elle se montre dans les cas les plus complets au point de vue symptomatique. Parmi ces malades nous en avons trouvé d'éminemment vulnérables, réalisant au plus haut degré le type des individus chez lesquels la moindre cause occasionnelle fait éclater brusquement l'asystolie du type particulier à la myocardite segmentaire. Tel était par exemple le cas du malade qui fait le sujet de l'observation 9. Il s'agit d'un homme arythmique présentant la matité caractéristique avec l'effacement du choc de la pointe et des bruits du cœur extrêmement sourds. L'œdème latent n'existait pas au moment où nous commençâmes à l'observer, mais il s'était montré antérieurement puis effacé. Subitement à l'occasion d'un étranglement herniaire, un œdème très appréciable et remontant jusqu'aux genoux était survenu et avait persisté pendant un mois. De même une bronchite, un traumatisme quelconque, voire une émotion morale vive agiraient dans le même sens. C'est également dans cette forme que l'arythmie semble prendre tout son développement et que se réalise le type du pouls arythmique que nous avons appelé multiforme. D'autres fois les symptômes les plus éclatants se passent du côté du cœur et consistent dans des lipothymies répétées ou dans des recrudescences paroxystiques de l'arythmie sur lesquelles nous devons maintenant nous arrêter un instant.

Il s'agit ici en effet d'accidents en quelque sorte névrosiques, que l'on pourrait comparer jusqu'à un certain point à ces formes toxiques de l'angine de poitrine sur lesquelles M. le professeur Renaut et ensuite Huchard ont appelé l'attention il y a déjà plusieurs années. On sait que l'oxyde de carbone peut devenir l'origine d'une angine de poitrine mortelle ou d'une stéatose cardiaque rapidement généralisée (1). D'autres influences toxiques conduisent certainement à des accidents cardiaques analogues où, en même temps que la segmentation, se montrent des phénomènes angineux particuliers paroxystiques.

Tel était le cas du malade qui fait le sujet de l'observation 6 et chez lequel d'abord à intervalles relativement éloignés, puis très rapprochés, brusquement, sans aucune cause appréciable, survenaient des crises épigastralgiques avec sensation de constriction pectorale et sentiment intérieur de mort imminente : le tout sans propagation au cou et au bras gauche comme dans l'angine de poitrine et d'autre part sans aucun symptôme objectif de maladie de l'estomac, lequel fonctionnait d'une façon absolument régulière dans l'intervalle des accès. L'examen pratiqué par MM. Renaut et P. Lacour révéla tout l'ensemble des signes de la myocardite segmentaire sénile essentielle sans souffle. Un traitement approprié, dont la base était la digitale avec les toniques cardiaques, fit disparaître net ces paroxysmes. Le malade était un homme de 71 ans, fumeur endurci. Dans un autre cas (obs. 7) il s'agit d'une névropathe alcoolique chez laquelle apparaissent des paroxysmes d'arythmie sphygmique et cardiaque poussée jusqu'à la folie des battements du cœur, avec une

(1) Voyez : J. Renaut (Contribution à l'étude de quelques cardiopathies d'origine anoxémique (stéatose cardiaque, angine de poitrine). — *Lyon médical*, 1880, T. 33).

angoisse pectorale énorme et véritablement angineuse sans aucun œdème. Parfois au contraire, comme dans l'observation 8, il se produit dans ces circonstances un léger œdème latent qui persiste un certain temps.

Un certain nombre de ces malades sont légèrement albuminuriques. Bref, il ne manque au tableau symptomatique de cette forme que le souffle médiocardiaque. Ce dernier caractérise une troisième forme, la forme légitime et absolument typique, dont la symptomatologie a été largement exposée plus haut.

C *Forme arythmique avec souffle médiocardiaque.* — Nous avons observé cette forme douze fois, d'où il résulte que sa fréquence est de 30 %. Sur nos douze cas, l'un a été vérifié à l'autopsie (Obs. 1), deux se sont accompagnés d'une légère albuminurie (Obs. 19 et 20), et deux autres ont présenté le mode d'asystolie particulier à la myocardite segmentaire (Obs. 5 et 25). Les sept autres cas ne nous offrent rien de spécial à signaler. Nous n'avons pas à nous étendre plus longuement sur cette forme, puisque c'est elle que nous avons prise pour type dans la description clinique faite au chapitre précédent.

Pour terminer le décompte des observations rapportées dans ce travail, nous devons faire mention de deux malades qui ne rentrent pas catégoriquement dans les formes précitées. L'un d'eux est un vieillard, atteint de paralysie agitante type, qui présente un souffle médiocardiaque net et qui a eu des menaces d'asystolie (congestion du foie, teinte ictérique des conjonctives, œdème marqué des membres inférieurs). Chez ce malade, l'arythmie est difficile et pour ainsi dire impossible à constater à cause du tremblement incessant des masses musculaires. Nous sommes néanmoins convaincu qu'il est atteint de myocardite segmentaire et nous devons faire remarquer que dans ce cas ce serait le seul malade chez lequel un accès d'asystolie, sans surcharge veineuse ni dilatation notable du cœur droit, se fût accompagné de tuméfaction appréciable du foie. Mais d'autre part ce malade a eu des traces d'ictère, phénomène étranger à la symptomatologie de l'asystolie de forme vulgaire. Il se pourrait donc que la tuméfaction du foie eût eu pour cause une lésion antérieure de cet organe, telle par exemple que des calculs des voies biliaires qui, on le sait, existent assez fréquemment chez les malades atteints de paralysie agitante (Obs. 26).

Le dernier cas est relatif à une jeune femme convalescente d'une fièvre typhoïde qui s'était accompagnée d'endocardite infectieuse. Cette endocardite a laissé pour trace un souffle systolique de la base, absolument insuffisant pour expliquer l'affaiblissement considérable du myocarde, l'arythmie très marquée, la faiblesse extrême du pouls, la tendance aux syncopes, etc. : tous signes d'asthémie extrême du myocarde contrastant avec l'absence d'hypertrophie cylindroïde et des autres caractères du rétrécissement aortique. (Obs. 38).

CHAPITRE III

Relations du syndrôme cardiaque de la myocardite essentielle avec les états morbides concomitants

Relations avec l'emphysème pulmonaire.— Relations avec l'albuminurie sénile : Caractères de l'albuminurie de la myocardite segmentaire essentielle. — Parrallèle entre le cœur affecté de myocardite segmentaire essentielle et le cœur rénal (cœur des rénaux interstitiels artério-scléreux).

Influence des maladies intercurrentes sur la symptomatologie et l'évolution de la myocardite segmentaire essentielle.— Influence des traumatismes, des agents toxiques, des bronchites aiguës, des maladies infectieuses.

Il importe actuellement de déterminer les relations de la myocardite segmentaire essentielle avec divers états morbides qui, principalement chez le vieillard, sont concomitants avec elle. Disons tout de suite qu'il ne s'agit pas d'étudier ici les relations de cause à effet entre la myocardite segmentaire et les états morbides auxquels nous venons de faire allusion, mais au contraire de dégager mieux l'individualité de cette cardiopathie en faisant la part dans sa description des états morbides séniles ou autres qui se développent parallèlement à elle ou s'y superposent.

Emphysème pulmonaire. — Sur quarante observations nous avons noté dans vingt-quatre cas l'absence complète d'emphysème pulmonaire ; dans dix cas, des signes d'emphysème peu marqué ; dans cinq cas seulement de l'emphysème bien caractérisé. Ce simple énoncé montre que dans la majorité des cas on ne saurait invoquer l'influence de l'emphysème comme cause de surmenage soutenu du muscle cardiaque pouvant aboutir à sa dissociation segmentaire. Du reste, le cœur forcé par l'emphysème et réalisant l'asystolié de cause pulmonaire se modifie principalement par ses cavités droites. Or, ce n'est point ici le cas. A part la malade de l'observation 5, nos autres malades, emphysémateux ou non, n'avaient pas de signes de catarrhe, lorsque nous les avons examinés. Deux ou trois seulement présentaient quelques râles sonores rares et disséminés superposés aux râles muqueux des bases caractéristiques de l'œdème latent. Sur les quinze emphysémateux eux-mêmes, la matité cardiaque était exactement celle de la myocardite segmentaire essentielle, et dans deux cas seulement nous avons noté un empiètement léger de la matité profonde sur le bord gauche du sternum. Il s'agissait d'ailleurs de deux femmes obèses et l'on sait que dans ce cas l'emphysème devient très fréquemment un accident constitutionnel à retentissement cardiaque véritablement prépondérant. Tout ceci démontre l'indépendance absolue des deux maladies : si bien que l'on peut dire que, quand l'emphysème pulmonaire agit directement sur le cœur, il réalise l'asystolie du type particulier décrit par Potain et paraît au contraire sans influence notable sur le développement de la myocardite segmentaire qui, une fois acquise, n'est pas non plus sensiblement modifiée par lui.

Albuminurie sénile. — Nous avons déjà dit que l'histoire de l'albuminurie sénile est loin d'être faite. Les reins des vieillards se présentent dans nombre de cas lobulés, semés de petits kystes parfois nombreux. Ils renferment presque en règle des glomérules ayant subi l'atrophie fibreuse au voisinage de la capsule du rein et dans celui des kystes : le tout en dehors de lésion bien positive des artères et parfois de toute émission même épisodique d'albumine par les urines. En dehors de la myocardite segmentaire beaucoup de séniles sont par contre atteints d'albuminurie plus ou moins prolongée, le plus souvent transitoire, et sans d'ailleurs présenter aucun signe d'insuffisance rénale. Semblables lésions d'involution sénile du rein, si l'on peut ainsi dire, se rencontrent fréquemment chez les malades atteints de myocardite segmentaire sénile. Parfois un accident fortuit, tel qu'un traumatisme, ou bien une maladie intercurrente telle qu'une bronchite diffuse, font apparaître momentanément l'albumine dans les urines (Obs. 5 et 9). Mais il s'agit toujours, comme nous l'avons dit déjà, d'une albuminurie très légère, parfois extrêmement difficile à déceler, ne s'accompagnant pas de modifications sensibles ni dans la densité ni dans la quantité, ni dans la teneur en urée des urines. Il est donc assez difficile de faire le départ de ce qui, dans ces conditions, appartient au cœur d'une part et au rein de l'autre, tous les deux lésés par l'involution sénile. Mais, ce que l'on peut très aisément mettre en lumière, c'est l'énorme différence existant entre le cœur affecté de myocardite essentielle sénile et ce que l'on a appelé à juste titre le cœur rénal, c'est-à-dire celui des rénaux interstitiels artérioscléreux.

Le cœur rénal arrive toujours à s'hypertrophier largement. On le voit même parfois, comme c'est le cas dans le mal de Bright d'origine artérioscléreuse type, revêtir l'apparence bien connue du *cor bovinum*, si bien que, comme l'a fait remarquer M. Bouveret (1), une insuffisance relative se produit fatalement parce que les dimensions des cavités cardiaques s'agrandissent, tandis que l'orifice auriculo-ventriculaire garde ses valvules avec leurs proportions antérieures. Les voiles membraneux n'ayant pu suivre l'extension des proportions du cœur, une insuffisance fonctionnelle suit, sans qu'on trouve à l'autopsie la moindre trace d'inflammation sur l'endocarde valvulaire. Un pareil cœur présente une matité accrue, une impulsion forte; il donne naissance au bruit de galop dans la période de compensation. Sans doute il devient arythmique dans les dernières périodes de la maladie : il le devient parce qu'il subit des lésions de cardite interstitielle comme l'ont démontré Debove et Letulle (2) et parce que le myocarde a subi en même temps la segmentation. Ce processus n'existe nullement dans la myocardite segmentaire essentielle. Tout au plus dans les néphrites mixtes, quand le cœur n'est pas notablement hypertrophié, pourrait-on confondre la phase d'affaiblissement et d'arythmie du cœur qui se segmente avec la maladie que nous décrivons ici. Mais les caractères des urines, celui des œdèmes créent des différences si considérables qu'on ne peut être tenté d'admettre, même chez nos myocardiques légèrement albuminuriques, le moindre rapprochement avec les brightiques vrais. Nous devons donc conclure encore que la superposi-

(1) Voyez : Bouveret. Note sur l'insuffisance aortique relative dans la néphrite interstielle. *Lyon méd.* 1888. T. 58, p. 153.

(2) Voyez : Debove et Letulle (*Arch. gén. de méd.*, 1880. T. 1, f° 275).

tion de l'albuminurie à la myocardite segmentaire essentielle ne modifie pas son type pour l'incliner vers les formes symptomatiques appartenant au mal de Bright.

Influence des maladies intercurrentes sur la symptomatologie et l'évolution de la myocardite segmentaire. — Nous avons dit déjà que la présence d'une myocardite segmentaire imprime à l'organisme avant tout un cachet de fragilité qui jusqu'à un certain point donne l'explication de l'extrême vulnérabilité des séniles. Ce qui reste en dehors de toute hypothèse c'est l'influence évidente exercée par toute maladie intercurrente sur les individus affectés de myocardite segmentaire confirmée. Il semble que ces malades soient dans un état d'équilibre instable de la circulation, et de telle sorte que le moindre incident morbide suffise pour achever de rendre complète l'impotence cardiaque et pour mettre en train des accidents graves. C'est ainsi que, dans le semestre qui précéda notre passage au Perron, l'on vit un malade atteint de myocardite segmentaire de la forme latente et que rien fonctionnellement jusque-là ne distinguait des séniles ordinaires, si l'on mettait à part une légère arythmie du pouls et l'affaiblissement des bruits du cœur, on vit, dis-je, ce malade, à la suite d'une entorse simple, s'aliter, devenir d'une faiblesse extrême, prendre une fébricule dont les maxima ne dépassèrent pas 38° 5, et mourir dans cet état à la suite d'une série de lipothymies sans que l'autopsie ait révélé d'autre lésion qu'une large dissociation segmentaire du myocarde, en l'absence de toute affection valvulaire, de toute sclérose myocardique et de toute dégénérescence graisseuse. Ce cas a même servi de type de la myocardite latente, réveillée et pour ainsi dire extériorisée par des incidents traumatiques, dans l'une des leçons cliniques faites l'hiver dernier par M. le professeur Renaut à l'hospice du Perron. Nous rapportons nous-même une observation dans laquelle le point de départ des accidents d'impotence cardiaque définitive n'a été autre qu'un engouement herniaire (Obs. 4). On pourrait très aisément multiplier ces exemples.

Chez les myocardiques toute action de choc traumatique exagère l'insuffisance des contractions cardiaques, l'arythmie, souvent l'œdème latent ou même l'œdème vulgaire modéré. D'autres fois ce sont des séries d'accidents syncopaux qui souvent sont transitoires et qui fréquemment aussi, après avoir duré plus ou moins longtemps, aboutissent à la mort subite par syncope.

On comprendra mieux cette action de choc quand l'anatomie pathologique de la myocardite segmentaire essentielle aura été exposée. En somme ici nous avons affaire à un myocarde dont les fibres musculaires ne tiennent plus pour ainsi dire que comme ces édifices branlants que soutiennent les édifications d'alentour. Prises par fasiscules dans le tissu cloisonnant du myocarde, encore maintenues bout à bout mais en ayant cessé d'être en continuité solide entre elles, les cellules musculaires vivent et agissent néanmoins, comme on le verra. Mais leur solidarité est devenue excessivement faible ; leur nutrition languit ; peut-être même (mais c'est là une pure hypothèse), leurs relations avec les nerfs moteurs cardiaques ont elles subi des modifications appréciables. Un choc nerveux exerce dans ces conditions une action prépondérante et en apparence hors de proportion avec son intensité réelle; et le cœur se trouve forcé par la simple exécution de son travail ordinaire que jusque-là il avait pu encore à la rigueur exécuter.

A côté de l'action de choc nous devons placer celle de certains agents toxiques tels que l'alcool. Un individu atteint de dissociation segmentaire du myocarde, latente jusque-là, n'exerçant point d'effets appréciables et par suite méconnue, prend un accès de *delirium tremens*. Il meurt de syncope au milieu des phénomènes du délire alcoolique de moyenne intensité; et pour toute lésion pouvant expliquer la mort on trouve une large dissociation segmentaire du myocarde. (Obs. 4).

Et voici une autre combinaison : une femme atteinte de myocardite segmentaire et sujette à des paroxysmes d'arythmie se grise, comme du reste il lui arrive souvent, et rentre ivre à l'hospice un soir de sortie. Elle est alors prise d'un de ces paroxysmes d'arythmie avec une anxiété, une oppression, des phénomènes de tachycardie formidables. Rapidement à la suite se développe pendant quelques heures le coma alcoolique et, quand elle se réveille, tout rentre progressivement dans l'ordre. Cet événement est tout récent et voilà pourquoi ces détails ne figurent pas dans l'observation 7. Telle est du reste peut-être la raison de la susceptibilité singulière que présentent certains grands vieillards à l'action de quelques médicaments tels que l'opium, la digitale, l'ipéca. La malade à laquelle nous venons de faire allusion ne peut supporter la moindre dose de digitale. M. le professeur Renaut nous communique un autre cas concernant une femme de 92 ans, atteinte depuis plusieurs années d'œdème des membres inférieurs et d'arythmie, sans hypertrophie du cœur, avec effacement du choc précordial et légère impureté systolique du premier bruit. Une potion renfermant 15 centigrammes de poudre d'ipéca et administrée par cuillerées à soupe d'heure en heure, de façon a être absorbée en vingt-quatre heures, lui donnait la nausée au bout de trois ou quatre prises et la faisait toujours vomir à la cinquième. C'est ici le cas de rappeler cette pseudo-angine ou fausse névralgie de l'estomac développée chez un grand fumeur, porteur d'une myocardite segmentaire, et qui cessa avec l'abus du tabac et quelques prises de digitale et de digitaline (obs. 6).

Mais l'influence la plus directe est exercée chez nos malades par le développement des bronchites aiguës. Chez une série d'entre eux nous voyons la bronchite sénile, la simple trachéo-bronchite même exagérer considérablement les phénomènes ressortissant à la myocardite segmentaire. Souvent l'arythmie, l'œdème latent ou même marqué, la tendance aux syncopes, ou des phénomènes vertigineux simulant les premières atteintes de l'hémiplégie variable, se développent alors. Parfois la mort brusque arrive par syncope ; d'autres fois, les malades tombent dans un état d'alanguissement excessif. On les voit mourir lentement d'asthénie généralisée, alors que les phénomènes pectoraux sont si minimes qu'à un premier examen ils sembleraient négligeables. Nous publions plus loin une observation qui peut être prise pour type des accidents de ce genre. Une femme de 88 ans, d'une santé parfaite jusque-là; s'enrhumant à peine tous les hivers, prend une bronchite intense dans le courant du mois de février 1889. Cette bronchite lui donne à peine de la fièvre ; mais brusquement un œdème léger se montre aux pieds avec une arythmie considérable du cœur et du pouls. A diverses reprises l'urine est examinée ; de non albumineuse qu'elle était, elle devient chargée d'une petite quantité d'albumine. Les vertiges se montrent ; puis une série d'attaques avortées absolument comparables à celles de l'hémiplégie variable. Subitement la langue s'embrouille, la commissure latérale se dévie à gauche, la main droite abandonne l'objet qu'elle tenait. Cet état dure de quelques secondes à deux ou trois minutes pour s'effacer sans laisser de traces. Un traitement approprié visant à la fois la bronchite et l'état cardiaque est alors mis en usage et, quand la bronchite a totalement disparu, au bout de plusieurs semaines de traitement, il ne subsiste plus de tous ces accidents qu'un peu d'arythmie du pouls et d'œdème latent qui persistent encore aujourd'hui. Nous ne saurions le répéter trop, la tendance aux bronchites, qui existe chez un si grand nombre de vieillards, tout aussi bien que l'influence exagérative évidente exercée par les bronchites intercurrentes sur le syndrôme cardiaque de la myocardite essentielle, nous inclinent de plus en plus à penser qu'il faudra désormais rechercher plus soigneusement qu'auparavant une raison cardiaque ou plutôt myocardique du catarrhe pulmonaire à répétition des vieillards. De plus, la clinique nous apprend qu'en visant le syndrôme cardiaque par les toniques généraux et les toniques du cœur, on atténue presque à coup sûr et souvent l'on supprime le catarrhe sénile. Nous nous croyons donc fondé à considérer comme démontrée la relation entre la myocardite et le catarrhe sénile, telle que nous venons de la formuler. Ces conclusions sembleront peut-être paradoxales, après ce que nous avons dit plus haut de l'emphysème pulmonaire. Mais il n'est nullement démontré que la bronchite des emphysémateux chroniques soit exactement comparable au catarrhe chronique des vieillards sans emphysème et à celles qui surviennent épisodiquement et que l'on attribue plus ou moins judicieusement à l'action pathogène des intempéries. Nous nous hâtons du reste de bien spécifier que la question reste ouverte. Le problème des altérations séniles du poumon mérite d'ailleurs d'être posé à nouveau, tant au point de vue anatomo-pathologique que pathogénique ; et cela tout aussi bien que le problème du rein sénile et d'une série d'autres affections viscérales qui sont l'apanage de la vieillesse.

Il nous reste peu de chose à dire de l'influence des maladies infectieuses intercurrentes sur la myocardite segmentaire. Chez le vieillard, où la myocardite est si fréquente, les fièvres et les exanthèmes infectieux deviennent, on le sait, de plus en plus rares.

Nous avons cependant pu relever un cas mettant en lumière l'action nocive de l'érysipèle. Une malade, âgée de 71 ans, atteinte d'une série de ramollissements cérébraux, et en dehors de là, arythmique sans souffle avec la matité caractéristique, prend un érysipèle de la face avec albuminurie de moyenne intensité, telle qu'on l'observe dans l'érysipèle légitime. Cet érysipèle ne s'étend pas au cuir chevelu. Il dessine sur la face le masque ordinaire, puis il s'efface. Mais, dès que l'érysipèle s'est montré, l'œdème latent apparaît et, plusieurs jours après la chute de la fièvre, la malade tombe dans un état de faiblesse extrême, se refroidit progressivement, se cyanose et meurt d'asphyxie par écume bronchique en dehors de toute affection pulmonaire constatée pendant l'érysipèle ou après la chute de la fièvre. C'est là encore un fait qui démontre l'extrême vulnérabilité de nos malades. On voit, en effet, que sous le coup de l'excitation fébrile, et pendant toute la période active de l'évolution microbienne du mal, le cœur reste à peu près suffisant. L'excitation artificielle vient-elle à tomber, l'asthénie cardiaque prend rapidement le pas, et la mort suit à brève échéance. (Obs. additionnelle.)

Si l'on voulait résumer le chapitre qui précède, on pourrait le faire en un mot. Les individus atteints de myocardite segmentaire vivent par le cœur dans un état d'équilibre absolument instable. Si la moindre circonstance morbide épisodique vient rompre cet équilibre, l'insuffisance de l'action du cœur s'accroît et les patients périclitent toujours et souvent meurent.

CHAPITRE IV

Marche, durée, terminaisons

Évolution rapide dans les maladies aiguës et dans la grossesse. — En général la marche et la durée de l'affection sont essentiellement chroniques, soit dans les formes latentes, soit dans les cas d'affection confirmée.

Terminaisons. — Terminaison brusque par syncope. Terminaison par asystolie. Forme particulière de l'asystolie dans la myocardite segmentaire. — Terminaison par faiblesse et inertie progressives.

La myocardite segmentaire essentielle est une maladie le plus ordinairement à longue portée, si l'on considère principalement la forme sénile, laquelle embrasse l'immense majorité des cas. Mais lorsque la dissociation segmentaire est chez un jeune sujet le fait d'une maladie aiguë ou encore de la grossesse, l'évolution peut au contraire être très rapide. C'est à cette dernière catégorie qu'il convient de rapporter les faits de Colrat, de Durand, de Déjerine, consistant, on le sait, en une série de morts subites par syncope constatées chez des sujets convalescents de fièvres graves ou au cours de la phthisie fébrile, ou enfin se rapportant à des grossesses comme dans l'observation de Budin et Legrand.

Dans la forme latente des sujets d'un âge moyen, qui sont principalement des alcooliques, la durée du mal est beaucoup plus longue. On a alors affaire à des individus qui, tout en conservant la majeure partie des attributs de leur virilité, deviennent en réalité des séniles par leur cœur, et sont des vulnérables au plus haut degré. Nous avons relevé un cas de ce genre (obs. 4) : ils sont à n'en pas douter beaucoup plus nombreux qu'il ne semblerait de prime abord, surtout sur les sujets de la classe laborieuse qui puisent leurs excitants alcooliques dans l'immense stock d'eau-de-vie ou de liqueurs dites apéritives de basse qualité dont la base est formée par des alcools supérieurs, c'est-à-dire toxiques. Dans ces conditions la myocardite segmentaire de cause alcoolique peut prendre de très bonne heure ses racines chez l'individu, témoin le cas du décapité Laurent qui, âgé à peine de 30 ans, présentait dans son myocarde une série de foyers de dissociation segmentaire découverts par Durand et que pendant la vie très probablement aucun signe physique ni fonctionnel n'aurait permis de déceler. De semblables faits ne démontrent pas, comme l'a compris M. Bard, que la dissociation segmentaire soit une pure curiosité anatomo-pathologique, dépourvue de toute signification morbide; ils mettent en évidence au contraire la façon lente, silencieuse et néanmoins progressive dont se développe la lésion du myocarde pour aboutir au bout de très longues années à l'impotence fonctionnelle du cœur. C'est même à cette lenteur d'évolution que semble dû ce fait, que la myocardite segmentaire essentielle ne commence à se révéler la plupart du temps par le syndrôme caractéristique que nous avons décrit, que chez l'individu déjà avancé en âge et ayant par exemple sinon dépassé du moins atteint 60 ans.

Si donc on excepte les cas de myocardite essentielle graves consécutive aux maladies aiguës on peut dire que la durée et que la marche générale de l'affection sont essentiellement chroniques.

Il en est de même de la durée de l'affection confirmée, c'est-à-dire s'accusant déjà par le syndrôme myocardique plus ou moins complet et partant reconnaissable au lit du malade. On conçoit que, même dans un service tel que celui de l'hospice du Perron, où la grande majorité des malades est fixe, il soit difficile de préciser chez les individus qui en sont porteurs, le début de la myocardite segmentaire. Pendant longtemps celle-ci n'a donné lieu à aucun trouble fonctionnel. Ce n'est que par un examen systématique très soigné qu'elle a pu être établie chez la plupart de nos sujets, et ceci seulement depuis deux ans pendant lesquels M. le professeur Renaut a institué des études qui devaient précisément aboutir à l'établissement de la formule du syndrôme. Ce qu'il y a de certain, c'est que les symptômes caractéristiques de l'affection existent dans la plupart des cas observés par nous depuis plus d'un an sans changement notable. Il nous a suffi pour pouvoir émettre cette affirmation de comparer les notes prises par nos prédécesseurs dans l'internat à notre propre examen clinique plus récent. Mais dans un certain nombre de cas, où le début a pu être précisé approximativement, on voit que l'affection peut être de très longue durée. On pouvait du reste le prévoir par le défaut de changement de l'état des malades pendant un an, un an et demi ou même davantage. Une pareille fixité est le propre des affections très chroniques et évoluant avec une extrême lenteur. Quoi qu'il en soit et pour fixer les idées, voici quelques faits :

Obs. 17. — Mme V..., 74 ans; maladie ayant très probablement débuté à 46 ans à la suite d'une fièvre typhoïde et de la ménopause.

Obs. 7. — Mme B...; forme arythmique paroxystique. Il existe chez cette malade des crises de palpitations et d'opression depuis 9 à 10 ans.

Obs. 13. — Mlle M...; palpitations habituelles depuis l'âge de 15 ans; depuis 6 ans seulement recrudescence dans l'intensité de ces palpitations qui s'accompagnent d'accès d'oppression.

Obs. 37. — V. P...; fièvre typhoïde, origine extrêmement probable du mal, il y 14 ans.

Obs. 36. — Mme C...; œdème vrai des jambes depuis huit ans.

En regard de ces faits on en trouve d'autres dans lesquels la marche de la période active du mal, c'est-à-dire l'intervalle séparant la période de latence absolue de celle où apparaît la forme d'asystolie confirmée, est beaucoup plus courte. Tel est le cas de l'obs. 25, Mme M... Le syndrôme myocardique paraît avoir débuté il y un an environ et avoir marché assez rapidement pour aboutir il y a quelques semaines à une grave crise d'asystolie. (Ce fait n'est pas noté dans l'observation).

Les termaisons sont variables. Nous nous hâtons de dire que nous mettons entièrement de côté la terminaison par rupture du cœur. Nous le faisons tout d'abord parce que nous n'en avons point observé de cas, ni M. le professeur Renaut non plus. Les cœurs qui se rompent ne sont du reste pas le siège d'une myocardite segmentaire essentielle, c'est-à-dire constituant la lésion unique du myocarde. Toutefois il convient de rappeler que pour M. Albert Robin (1), qui a fait de la pathogé-

(1) A. Robin (loc. cit.).

nie des ruptures du cœur une des meilleures études existant jusqu'à présent dans la science, l'une des conditions majeures de la rupture est la dissociation segmentaire décrite par MM. Renaut et Landouzy.

Les terminaisons véritablement propres à la myocardite segmentaire essentielle sont : 1° la terminaison brusque par syncope. Nous en avons relevé cinq cas auxquels il faut ajouter celui du malade observé par M. le professeur Renaut à l'hôpital de la Croix-Rousse (salle Saint-Pothin) et dans lequel la syncope fut tellement subite, que tout le sang des cavités gauches et de l'aorte jusqu'à sa bifurcation en iliaques primitives se coagula sous la forme d'un thrombus continu retrouvé à l'autopsie et longtemps conservé à titre de curiosité anatomique. La mort par syncope peut s'effectuer ainsi brusquement dès la première attaque syncopale ou bien être précédée de syncopes et de lipothymies successives et entremêlées. Dans les cas de mort subite qui ont été relevés à la suite des maladies aiguës, la mort est parfois amenée par l'arrêt brusque du cœur sans aucun préambule indicateur comme le fait remarquer Déjerine (1). On est amené même alors à se poser avec lui cette question comme un problème : pourquoi un cœur qui la veille et quelques instants auparavant fonctionnait sans irrégularité et sans fatigue apparente s'est-il arrêté ainsi tout à coup et pour jamais ? Le malade de M. Renaut, dont le sang se coagula dans l'aorte, venait le soir de sa mort de fumer tranquillement sa pipe ; en se déshabillant pour se mettre au lit, il causait avec ses

(1) Déjerine (loc. cit.).

camarades de salle. Il ferme ses rideaux, continue la conversation quelques instants, puis se tait. Son voisin s'étonne de son silence, va à son lit et le trouve mort. Une autre particularité, relevée pour la première fois par Déjerine et qui se reproduit dans une de nos observations personnelles (obs. 3), c'est que la syncope se produit parfois à l'état plus ou moins complet : le malade perd connaissance ; le pouls et les battements du cœur disparaissent ; les mouvements respiratoires subsistent. Au bout d'un certain temps le malade peut reprendre jusqu'à un certain point connaissance ; il continue à respirer. Mais les battements du cœur demeurent indistincts, le pouls imperceptible ou de plus en plus filiforme, et le malade meurt dans cet état au bout d'un temps plus ou moins long.

Immédiatement après la terminaison par syncope il convient de placer celle par asystolie.

L'asystolie affecte ici un mode propre comme nous l'avons déjà dit. Elle est surtout caractérisée par une exagération considérable de l'arythmie du cœur et du pouls ; à l'irrégularité primitive déjà marquée s'ajoutent les faux pas du cœur, les intermittences vraies, les périodes de tachycardie séparées par d'autres où l'irrégularité extrême existe seule, créant cet état du pouls radial qui donne naissance à ce que nous avons nommé le pouls multiforme. Mais dans ces circonstances il est excessivement rare de voir les pulsations desartères perdre leur amplitude et realiser le type classique du pouls mitral ; nous avons assez insisté sur ce fait pour n'y pas revenir longuement ici. Dans tous les cas que nous avons observés il ne se produit ni veinosités du visage, ni cyanose des lèvres, de la langue et des ongles. Il n'y a pas de tuméfaction des jugulaires, pas de pouls veineux, pas de dilatation du cœur droit. Le foie n'est pas tuméfié ni sensible à la pression au niveau de l'épigastre. Les urines ne sont point rares, leur volume total n'est pas abaissé, ni leur densité relevée. L'albumine n'apparaît pas dans les urines à l'état de précipité massif rétractile. Quand elle existe, elle est toujours légère, parfois réduite à des traces à peine sensibles. L'angoisse précordiale, l'oppression pendant les périodes de tachycardie, l'extrême anxiété et l'orthopnée pendant les périodes d'arythmie marquée, et cela tandis qu'il n'existe pas de lésions pulmonaires capables d'expliquer l'anxiété respiratoire : tels sont les symptômes qui, joints à l'arythmie et à la faiblesse croissante de l'impulsion cardiaque, constituent souvent la totalité du complexus asystolique. Cette forme d'asystolie purement arythmique survient par crises comme l'asystolie ordinaire. Les malades meurent parfois de pur épuisement, ou d'une série de lipothymies ou d'une syncope. Souvent aussi les paroxysmes se reproduisent un grand nombre de fois (obs. 6 et 7) sans que la mort ait lieu. Assez fréquemment il n'y a point alors d'œdème périphérique; ou bien il existe un peu d'œdème pulmonaire limité aux bases avec prédominance à gauche; quelquefois aussi l'œdème latent qui existait avant les paroxysmes ne subit aucune modification pendant la durée de ces derniers.

Dans d'autres circonstances il en est autrement, les œdèmes périphériques se développent soit sous forme d'œdème latent, soit sous forme d'œdème périphérique vulgaire. Mais ce dernier reste toujours modéré. Nous ne l'avons jamais vu remonter au-dessus des genoux, *a fortiori* gagner les parois du ventre et créer l'ascite. Le foie ne s'encombre pas, ni ne se tuméfie, ni ne devient douloureux dans cette forme plus que dans la précédente. L'œdème du poumon qui parfois est assez accusé ne s'accompagne jamais non plus d'hydrothorax. Il n'y a point de dilatation du cœur droit, ni des grosses veines collectrices. Bref, l'asystolie propre et pour ainsi dire caractéristique de la myocardite segmentaire essentielle est une asystolie de mouvement sans encombrement des grosses veines collectrices ni dilatation du cœur droit; elle ne s'accompagne non plus jamais de tuméfaction du foie ni d'engorgement pulmonaire aboutissant soit à l'apoplexie diffuse, telle que l'a décrite Honnorat (1), ni d'infarctus hémoptoïques. Mais par contre l'état asystolique semble aboutir à des accidents thrombosiques de l'écorce cérébrale qu'on peut considérer comme fréquents. Tantôt il s'agit de simples ébauches d'arrêt (obs. 5) tantôt au contraire il se produit de petits ramollissements multiples (obs. addit.) Il y aurait lieu de chercher même si, parmi les causes du ramollissement cérébral thrombosique on ne devrait pas à l'avenir faire rentrer en ligne de compte la myocardite segmentaire à la suite ou parallèlement aux lésions artérielles déterminées jusqu'ici. Il arrive fréquemment que l'asystolie si particulière que nous venons de décrire est mise en train chez le vieillard myocardique par un

(1) Honnorat. Processus histologique de l'œdème pulmonaire d'origine cardiaque. Th. Lyon, 1887.

accident pulmonaire, par une bronchite (obs. 5). A ce point de vue la bronchite, avec des effets graves souvent disproportionnés avec son intensité, pourrait être rangée parmi les terminaisons assez ordinaires de la maladie qui nous occupe. Nous ne revriendrons pas d'ailleurs sur cette question de l'influence des bronchites épisodiques sur la marche de la myocardite essentielle, pas plus que sur l'action des autres maladies intercurrentes qui a été de même indiquée plus haut.

Il est enfin des cas où les myocardiques meurent tout autrement que par la syncope ou qu'à la suite de l'asystolie. Les malades sans cause appréciable tombent dans un état de faiblesse et d'inertie qui en quelques jours aboutissent à une terminaison fatale. Un de nos malades (obs. 1) pris pour exemple est ainsi mort dans le coma avec de la cyanose progressive et du râle trachéal. La même terminaison s'est montrée chez la malade atteinte d'érysipèle de la face et qui, ces jours derniers, est morte apyrétique avec de la cyanose progressive, de l'encombrement du poumon par écume bronchique, sans coma et en conservant à très peu près son intelligence antérieure.

CHAPITRE V

Etiologie générale de la myocardite segmentaire essentielle

Nous voulons simplement dans ce chapitre rappeler les principales conditions étiologiques que nous avons pu relever dans nos observations. Nous ne prétendons nullement déterminer, d'une façon précise et complète, l'ensemble des causes capables de produire primitivement dans le myocarde la dissociation de ses fibres. Nous avons déjà donné à entendre que ces causes sont multiples et complexes et que nous n'avions point choisi pour fil conducteur dans nos recherches la notion étiologique, mais uniquement la notion anatomo-pathologique. D'autre part, nos sujets d'étude ont été surtout des vieillards : notre champ d'exploration a donc été relativement limité. Et cependant, même chez le vieillard seul, la cause vraie qui a présidé au développement de la lésion cardiaque n'est pas toujours facile à découvrir. Si parfois la sénilité seule peut être invoquée comme facteur morbide, souvent elle est combinée avec d'autres états morbides concomitants, et toujours il faut tenir compte de la somme des phénomènes pathologiques antérieurs, lesquels sont, la plupart du temps, entourés d'une certaine obscurité. Quoi qu'il en soit, et quelque incomplète que soit encore l'étude de l'étiologie de la myocardite segmentaire dans sa forme essentielle, le dépouillement de nos observations nous a donné les résultats suivants :

Dans nos quarante observations, nous trouvons quinze hommes et vingt-cinq femmes. L'âge de ces malades est compris trente-quatre fois entre 60 et 83 ans : cinq fois entre 27 et 41 ans : une fois il atteint 53 ans. Ces chiffres n'ont sans doute rien d'absolu, puisque nous avons observé dans un milieu où le nombre des vieillards est de beaucoup supérieur à celui des adultes, mais nous croyons cependant, avec M. le professeur Renaut, que, d'une façon générale, la myocardite segmentaire est surtout une affection sénile, et s'observe bien moins fréquemment dans les services hospitaliers où sont soignés des individus de tout âge.

Dans six de nos observations, la sénilité peut être considérée comme pure, aucun état morbide concomitant ni aucun antécédent pathologique n'ayant pu être retrouvé chez les malades. Nous ne croyons pas devoir attribuer beaucoup d'importance aux signes de légère induration aortique qui, soit ici, soit dans les catégories suivantes, se retrouvent chez un petit nombre de sujets. Nous nous sommes expliqué ailleurs au sujet de l'albuminurie et de l'emphysème pulmonaire et nous n'y reviendrons pas.

Dans cinq autres cas, la sénilité paraît encore jouer le rôle prédominant, mais on trouve à côté de la myocardite segmentaire diverses autres affections séniles : le ramollissement cérébral, accompagné d'hémiplégie (4 fois), la démence (1 fois). Dans un de ces cas il existe en même temps une obésité peu marquée. On trouvera dans le chapitre du diagnostic l'opinion de M. le professeur Renaut, au sujet de la surcharge adipeuse du cœur, et l'on verra que l'obésité a très probablement joué le rôle d'une cause accessoire d'une certaine importance chez quelques-uns de nos sujets.

L'alcoolisme, dont la valeur, comme cause efficace de dissociation segmentaire, n'est plus à démontrer, a été retrouvé dans sept de nos observations. Dans un cas (Obs. 4), sur lequel nous avons déjà insisté et qui concerne un homme de 35 ans, mort brusquement pendant un accès de *delirium tremens*, il paraît bien avoir été la cause majeure de la lésion du myocarde. Dans les six autres cas il s'agit d'individus séniles, atteints en même temps d'obésité, de ramollissement cérébral, de rhumatisme chronique. Nous devons faire remarquer, à propos du rhumatisme chronique, que nous n'avons rencontré chez nos malades qu'une forme très légère de cette affection. Dans les quatre cas où elle existe, elle a toujours été limitée et n'a déterminé aucune déformation des articulations.

Dans un seul cas, relatif à une femme qui est à la fois sénile, obèse et atteinte de rhumatisme chronique très léger, on pourrait faire jouer un rôle important dans la pathogénie de l'affection du cœur à des grossesses multiples, qui ont été de quatorze chez cette femme. Une observation que nous avons déjà citée, publiée récemment par MM. Budin et Legrand, a démontré que certains cas d'asystolie gravidique pouvaient être imputés à une myocardite segmentaire de la grossesse. Il est vrai que la malade qui fait le sujet de l'observation était atteinte d'un rétrécissement mitral, mais il est certain aussi que la grossesse a déterminé chez elle une dissociation segmentaire rapide et généralisée du myocarde, et il y aurait lieu de rechercher si le même processus ne se produit pas quelquefois en dehors de toute lésion valvulaire.

Dans deux cas les accidents ont débuté au moment de la ménopause, mais ce n'est là, croyons-nous, qu'une simple coïncidence. Nous ferons voir plus loin les différences qui séparent nettement la myocardite segmentaire de la cardiopathie de la ménopause. Du reste l'une des deux malades de cette catégorie est en même temps obèse et l'autre a eu, également à la ménopause, une fièvre typhoïde qui a été très vraisemblablement l'origine de son affection actuelle.

Nous considérons en effet comme certaine l'influence de la dothienenterie dans la genèse de la myocardite segmentaire essentielle. Nous avons déjà rappelé à plusieurs reprises les observations publiées par les auteurs et qui s'y rapportent. Nous reproduisons aux pièces justificatives deux de ces observations auxquelles nous ajoutons deux autres.

Chez deux femmes séniles, nous devons tenir compte de l'influence du surmenage physique. L'une de ces malades a souffert pendant de longues années de la misère et des privations et a dû, pour gagner sa vie, travailler dans les mines. L'autre est une repasseuse, qui après huit jours de travail forcé a été prise des premiers symptômes d'un ramollissement cérébral qui l'a rendue hémiplégique.

Voici enfin diverses combinaisons que nous retrouvons chacune une fois dans nos observations : sénilité et cancer de l'estomac. Sénilité et phtisie fibreuse chronique. Sénilité et tabagisme. Sénilité et tuberculose osseuse. Deux de ces observations confirmeraient encore, s'il était nécessaire, le rôle attribué déjà depuis longtemps par Colrat et Durand à la myocardite segmentaire dans la pathogénie de la mort subite chez certains malades affectés de tuberculose ou de cancer.

En résumé, les causes de la myocardite segmentaire essentielle sont nombreuses, mais encore mal déterminées. Cependant on peut considérer comme démontrée l'influence de quelques-unes d'entre elles : la sénilité, l'alcoolisme, la tuberculose, le cancer et la fièvre typhoïde.

CHAPITRE VI

Anatomie pathologique et considérations pathogéniques.

Etat du myocarde répondant au syndrôme de la myocardite segmentaire essentielle. — Poids et aspect macroscopique du cœur. — Examen histologique : examen extemporané. — Méthode d'analyse histologique : (A) méthode de l'acide osmique -- (B) étude du myocarde par la méthode des coupes.

Considérations pathogéniques. — Nous n'avons pas ici, bien entendu, l'intention de refaire en entier l'anatomie et l'histologie pathologique de la dissociation segmentaire du myocarde. Actuellement cette lésion peut être considérée comme bien connue et son existence, en tant qu'espèce anatomo-pathologique d'altération de la fibre musculaire du cœur, ne saurait être mise en doute un instant. Nous savons aussi qu'il s'agit d'un processus général qui se retrouve dans un nombre considérable de circonstances variées. L'aboutissant commun de la lésion, quelle qu'en soit l'origine et avec quelque autre altération du tissu du cœur qu'elle soit conjugée, est l'athénie cardiaque, l'arythmie et la tendance à l'arrêt du cœur, laquelle parfois prend le pas et se manifeste avant tout autre signe révélateur. Nous voulons simplement mettre en évidence ici ce que l'autopsie d'un malade présentant pendant la vie le syndrôme de la myocardite segmentaire met sous les yeux de l'observateur sur la table de l'amphithéâtre et sur le porte-objet du microscope. En d'autres termes, nous voulons mettre en regard de l'histoire clinique des malades, dont l'observation particulière s'est poursuivie jusqu'au bout, l'état du myocarde qui répond à ce syndrôme. C'est là à proprement parler ce qu'on appelle rapporter la maladie à la lésion et la lésion à la maladie dans un cas donné.

Nous prenons en même temps oi n de spécifier, que les cas qui nous ont servi pour établir la description qui va suivre n'ont pas été choisis à dessein, en rejetant les cas douteux ou compliqués de lésions valvulaires ou se rapportant à des cœurs de brightiques, etc. Il s'agit exclusivement des cœurs des malades chez lesquels pendant la vie soit M. le professeur Renaut soit nous-même avions fait le diagnostic ferme de myocardite segmentaire. Il faut remarquer néanmoins que chez certains malades, tels que l'acoolique tué par un arrêt du cœur à l'occasion d'une attaque vulgaire et en somme peu intense de *delirium tremens*, le diagnostic n'avait bien entendu pu être posé avant la mort, mais que la seule lésion qu'on ait trouvé étant la dissociation segmentaire, nous avons profité de ces cas pour faire l'anatomie pathologique des formes tout à fait latentes de cette affection.

Le cœur des individus qui ont succombé à la myocardite segmentaire essentielle ne présente rien à l'œil nu qui rappelle l'hypertrophie classique active encore ou celle qui est arrivée à la période de dilatation par suite de l'asthénie cardiaque. Les dimensions du cœur, la capacité de ses cavités ne sont pas sensiblement augmentées. Le poids de l'organe subit néanmoins un certain relèvement. C'est ainsi que nous avons trouvé dans un cas 370 grammes et ce chiffre, qui peut être considéré comme le poids moyen des cœurs dissociés, est extrêmement voisin du poids normal du cœur chez le vieillard. Les chiffres les plus élevés que nous ayons rencontrés sont : dans un cas, 470 grammes, avec cette particularité qu'il existait un certain degré de surcharge adipeuse ; et dans un autre cas 530 grammes, mais ce taux peut être considéré comme absolument exceptionnel. Le plus ordinairement le cœur, à l'ouverture du péricarde, apparaît avec la configuration, les dimensions et les rapports d'un cœur sain dans le médiastin postérieur. Parfois, au voisinage de la cloison auriculo-ventriculaire on trouve, sur le péricarde viscéral, de petites plaques laiteuses sans importance, telles qu'on en rencontre sur les sujets un peu avancés en âge. Le cœur, enlevé et placé sur la table d'amphithéâtre, présente par contre un aspect déjà assez caractéristique. Il est d'une flaccidité très grande ; le ventricule gauche notamment s'affaisse sous son propre poids, si bien que l'organe, abandonné à lui-même, s'aplatit très rapidement. La coloration du tissu musculaire, vue par transparence sous le péricarde, n'est plus celle de la chair musculaire mais bien une sorte de couleur tourterelle, légèrement rosée. Si l'on enlève le péricarde viscéral entre quatre incisions superficielles, à l'aide de pinces et en arrachant la membrane, on met à nu des fibres musculaires ayant conservé nettement leur ordonnance parallèle mais colorées en jaune sépia ou en feuille morte. Les fibres musculaires se déchirent et se cassent avec la plus grande facilité, si l'on essaie d'en enlever un ruban à l'aide de pinces. Si l'on essaie de trouer le ventricule à l'aide du doigt, il se déchire à la façon du carton mouillé et avec la plus grande facilité, exactement comme l'utérus d'une femme récemment accouchée. Sur une coupe franche on voit la couleur feuille morte se montrer avec des variations, depuis la teinte rosâtre enfumée jusqu'à celle du cuir de Cordoue ou même d'une peau de chamois. Sous le couteau ou le scalpel le myocarde ne crie pas, comme lorsqu'il existe un mélange de dissociation segmentaire ou de sclérose. Il ne tache pas la lame de l'instrument d'une pellicule huileuse irrisée, comme dans le cas de surcharge adipeuse interstitielle. Il n'a pas l'aspect d'un jaune de beurre comme dans la stéatose cardiaque vraie et généralisée d'origine phosphorée ou oxycarbonique. Dans les cas purs, c'est-à-dire dans ceux répondant à la forme que nous voulons mettre en lumière, il n'y a ni imperméabilité ni athérôme des coronaires. A l'ouverture des ventricules et des oreillettes les orifices auriculo-ventriculaires se montrent normaux, revêtus de valvules saines. Les muscles moteurs valvulaires de la mitrale sont toujours mous, friables, s'affaissant sur eux-mêmes et, fait qui doit être spécifié, ils ne présentent pas d'hypertrophie. Sectionnés en long et en travers, ils montrent la coloration feuille morte. L'endocarde n'est pas épaissi, les anneaux fibreux auriculo-ventriculaires présentent leurs dimensions normales. Ce fait a été vérifié par M. Renaut, il y a déjà longtemps. Pour la vérification, nous devons indiquer comme le moyen le plus simple un triangle de carton qu'on introduit dans l'orifice auriculo-ventriculaire jusqu'à ce qu'il se déploie exactement à sa surface. On pique alors à droite et à gauche sur le carton, à l'aide d'une aiguille, les valves de la mitrale au niveau du point précis où la valve de la mitrale quitte la paroi du ventricule. Une ligne droite entre ces deux points donne la largeur réelle de l'orifice, laquelle peut être ensuite mesurée à l'aide d'une règle divisée en millimètres. Enfin, la surface des oreillettes ne présente aucun épaississement de l'endocarde ni de coloration jaune chamois comparable à celle qu'on rencontre en règle dans les cœurs dont les cavités ont été dilatées par une longue stase durant la période d'asystolie vulgaire. Du côté de l'orifice aortique, le plus ordinairement l'on ne trouve que l'athérôme tel qu'il ne manque jamais chez les sujets avancés en âge. L'observation de la myocardite segmentaire telle que nous avons pu la faire sur le terrain lyonnais est même particulièrement favorable à la netteté de nos conclusions. A Lyon et dans la région, pays essentiellement vinicole jusque dans ces dernières années et où les vieillards ont, pendant presque toute leur vie bu du vin naturel, l'induration athérômateuse de l'orifice aortique est beaucoup plus rare que dans le Nord de la France et même qu'à Paris. Bref, dans les cas d'autopsie que nous avons rencontrés et pris pour type de notre description, le cœur n'est dans l'immense majorité des cas malade que par son myocarde, exclusivement à toute lésion des vaisseaux, du tissu conjonctif ou des artères. Nous sommes donc absolument fondés à mettre les lésions myocardiques en présence du syndrôme cardiaque, tel que nous l'avons observé, et à établir entre les deux des relations directes de cause à effet.

L'examen histologique des myocardes qui se présentent avec l'apparence que nous venons de décrire est indispensable pour établir le diagnostic anatomo-pathologique de la lésion. Cet examen doit être fait pour ainsi dire sur la table d'autopsie d'abord ; puis il doit être complété par une analyse histologique méthodique permettant de se rendre compte de l'étendue de la lésion et de sa distribution dans les ventricules et les muscles moteurs papillaires.

Examen extemporané. — Un fragment du myocarde est enlevé en soulevant une mince bandelette de fibres musculaires entre quatre incisions ou en enlevant une petite portion du tissu musculaire, avec des ciseaux courbes sur le plat, par une section nette. On porte ce petit fragment sur une lame de verre et l'on ajoute comme liquide additionnel, dans les examens rapides, une goutte de solution aqueuse d'éosine, de coloration rose franc, répondant à peu près à une solution titrée à 1 pour 400. On dissocie légèrement avec des aiguilles et, si la dissociation segmentaire existe bien réellement, on voit immédiatement le liquide additionnel prendre l'aspect d'une émulsion. Celle-ci est produite par la mise en liberté d'une multitude de cellules cardiaques, qui se montrent répandues dans le liquide additionnel, avec toutes les formes que l'on connaît, en segments cellulaires de Weissmann isolés les uns des autres par la macération pendant quelques minutes dans une solution de potasse à 40 °/₀. Quand il s'agit d'un cas de dissociation segmentaire bien accusée, il suffit même d'agiter le petit ruban musculaire dans la goutte de liquide additionnel, pour isoler une multitude de cellules cardiaques. La coloration par l'éosine est aussi avantageuse pour se rendre compte sous un faible grossissement de la constitution morcelée des fibres cardiaques qui n'ont pas été atteintes par les aiguilles. Ces fibres conservant leur disposition rétiforme anastomotique paraissen comme cassotées. Les rubans musculaires plexiformes, ainsi traversés par une multitude de brisures, tranchent en rouge vif sur le fond à peine rose de la préparation et leur marge apparaît hérissée et comme barbelée par des cellules cardiaques à demi détachées, mais tenant encore isolément ou par série aux faisceaux secondaires dont elles faisaient partie intégrante. Le fuseau protoplasmique central montre dans la majorité de ces cellules, mais non pas dans toutes, un amas de granulations pigmentaires que les cliniciens ont quelque peu persisté à considérer comme des granulations graisseuses, mais qui, insolubles dans l'éther et ne se colorant point en noir par l'acide osmique, montrent ainsi manifestement leur nature tout à fait différente de celle des graisses.

Quand on a fait cette épreuve sur un point du myocarde et que ce point s'est résolu en cellules musculaires cardiaques, comme nous venons de le dire, il ne peut y avoir de doute et l'on doit conclure que la dissociation segmentaire existe au point considéré.

Méthode d'analyse histologique. — Il faut aller plus loin et étudier les modifications éprouvées par les cellules musculaires cardiaques dans le cas où le ciment qui les unit et les sépare a subi le ramollissement ou la fonte.

A. *Méthode de l'acide osmique.* — Cette méthode est la plus instructive de toutes ; elle permet de faire le départ entre la dissociation segmentaire pure et simple et les cas où celle-ci s'accompagne de dégénérescence graisseuse. De petits rubans de tissu musculaire sont enlevés comme il a été dit ; ils doivent être minces et ne pas mesurer plus de 3 ou 4 millimètres de large. Ils sont portés pendant une heure ou deux dans une solution d'acide osmique dans l'eau à 1/200. Quelques-uns y sont laissés vingt-quatre heures comme témoins. Au sortir de la solution osmique on lave à l'eau distillée ; puis on porte les fragments pendant vingt-quatre heures dans une solution de carmin aluné. Après cela on lave de nouveau et l'on dissocie avec des aiguilles dans une goutte de glycérine neutre.

Dans de pareilles conditions, un fragment de myocarde sain, celui d'un cœur de mouton par exemple ou d'un individu qui a péri rapidement à la suite d'un traumatisme, ne pourra jamais être résolu en cellules cardiaques par l'action des aiguilles. Bien plus, on pourra faire agir sur un tel fragment aussi longtemps qu'on voudra les acides qui dissolvent à l'état frais le ciment des traits d'Eberth : l'acide formique ou l'acide acétique par exemple ; jamais on ne pourra isoler les segments de Weissmann. Au contraire, la dissociation résout le cœur segmenté en une multitude de cellules cardiaques. L'isolement s'opère à très peu près aussi facilement que dans l'état frais. Les noyaux uniques ou doubles dans chaque cellule, et jamais plus nombreux, sont colorés en rose franc par le réactif. La substance musculaire se montre avec tous ses détails, avec une coloration légèrement enfumée. La striation longitudinale est magnifique; la striation en travers montre sa constitution normale : disques épais, bandes claires traversées par le disque mince, disques épais et retour de la série. Les lignes longitudinales granuleuses répondant aux intervalles des cylindres de Leydig sont ordinairement très nettes. Elles sont occupées par des granulations protéiques qui, dans des cas très rares, et toujours sur un petit nombre de cellules dans une même dissociation montrent de distance en distance, isolées ou rangées en files par séries, de très fines granulations graisseuses vraies. Quant à l'amas de granulations ambrées, parfois d'un jaune doré, occupant le fuseau rotoplasmique central de la cellule, au-dessus, au-dessous et à l'entour des noyaux, il n'a pas changé de coloration sous l'influence des réactifs, il n'est donc pas formé par de la graisse.

On sait que dans la stéatose des fibres musculaires du cœur l'aspect est bien différent : les granulations graisseuses se présentent sous forme de grains d'un noir d'ébène rangés en séries continues et occupant la place des disques anïsotropes (Thèse de Durand, page 85-87). Les grosses granulations graisseuses répondent aux disques épais et les plus petites aux disques minces. A la lumière polarisée il n'existe plus, par le travers de la cellule cardiaque, aucune bande brillante, c'est-à-dire biréfringente. Tous les disques épais et minces ont été remplacés par des gouttes graisseuses qui ne jouissent pas de la double réfraction.

Nous ferons remarquer que cette description se rapporte à tous les cas qui ont servi de base à ce chapitre d'anatomie patholpgique. Il en faut donc conclure que. contrairement à ce que l'on répète avec obstination, ici la dégénérescence n'est rien, la dissociation segmentaire est tout.

Nous devons faire observer néanmoins que, dans un certain nombre de cas qui ne sont pas les plus fréquents, les cellules musculaires du cœur dissocié ont subi une certaine modification dans leur substance contractile. Tout d'abord dans ces cellules la striation longitudinale est beaucoup plus accusée que la transversale. Si l'on a fixé les fragments cardiaques par le liquide de Müller (qui d'ailleurs ne dissout nullement le ciment des traits scalariformes) cette substance contractile paraît beaucoup plus claire que dans une cellule cardiaque normale. Si au contraire on a employé comme agent fixateur la solution d'acide osmique à 1/200, la substance musculaire se montre avec un aspect flou, comme couverte d'une teinte de lavis d'encre de Chine, à la façon par exemple de l'épithélium antérieur de la cornée ou des cellules de la corde dorsale traités de la même façon. D'autre part l'éosine, la glycérine hématoxylique teignent dans ce cas moins énergiquement les disques épais.

M. le professeur Renaut, à qui sont dues ces observations, admet qu'alors il existe au sein de l'élément une sorte de plasma musculaire comparable au plasma de l'ectoderme, chargé comme ce dernier d'une substance voisine des graisses, diffusible, miscible à l'eau, chassée de la cellule par les solutions chromiques et par l'alcool fort. Cette substance est tout à fait comparable à celle qui s'exprime à l'intérieur des faisceaux musculaires revenus sur eux-mêmes, quand ils ont été détachés de leurs insertions, comme il arrive par exemple pour les muscles de la grenouille plongée dans l'eau chauffée à 55°. Nous verrons un peu plus loin à quoi très probablement répond ce phénomène. Nous ferons seulement remarquer actuellement qu'il pourrait tromper et en imposer pour de la dégénérescence graisseuse qui n'existe pas, si l'on se contentait d'observer les cellules cardiaques sous de trop faibles grossissements. Les segments de Weissmann paraissent alors en effet légèrement noirâtres. Mais une cellule véritablement envahie par la dégénérescence graisseuse présente un tout autre aspect. Elle est absolument opaque et d'un noir d'ébène, tandis que la cellule surchargée de plasma musculaire présente un aspect flou comme lavé d'une légère teinte d'encre de Chine, reste transparente et montre sa striation longitudinale admirablement nette et régulière.

Tous les noyaux des cellules cardiaques mises en liberté par la dissociation segmentaire se colorent vivement par le carmin et par l'hématoxyline. Ce caractère les distingue de prime abord des noyaux des cellules stéatosées qui se teignent ou faiblement ou point du tout par les réactifs des noyaux. Il y a plus, les noyaux se colorent ici en règle d'une façon beaucoup plus intense que les noyaux normaux. On sait, depuis les premières recherches de M. le professeur Renaut, qu'ils sont fréquemment en même temps augmentés de volume et de formes bizarres : très différents des noyaux normaux qui tous sont ovoïdes ou arrondis et très réguliers. Très souvent ces noyaux ont la forme d'un grand rectangle dont les angles sont légèrement arrondis.

D'autres présentent des expansions relevées en forme de hauts reliefs ; ou bien encore ils prennent une apparence multilobée qui défie toute description. C'est principalement quand le noyau est unique, au sein d'un fuseau surchargé de pigment doré, qu'il devient énorme et porte de hauts reliefs en forme de crête. On trouve d'ailleurs tous les intermédiaires entre les noyaux d'apparence et de volume normaux et les véritables noyaux géants. Nous ajouterons que ces modifications ne sont pas particulières à la myocardite segmentaire essentielle ; on les retrouve dans la dissociation segmentaire, qu'elle qu'en soit d'ailleurs la cause. Elles sont typiques de la lésion.

B. *Etude du myocarde par la méthode des coupes.* — Les coupes du myocarde atteint de dissociation segmentaire sont extrêmement instructives. Les unes doivent être pratiquées par la méthode ordinaire : fixation par le liquide de Müller ou par l'alcool ; coloration au carmin aluné pendant vingt-quatre heures ; gomme et alcool ; coupes faites au microtome et examinées, soit dans la glycérine, soit dans la résine Dammar, après déshydratation par l'alcool absolu et traitement successif par l'essence de girofle et l'essence de bergamotte. D'autres coupes sont colorées, seulement sur la lamelle, avec l'éosine hématoxylique et montées dans la résine Dammar, après déshydratation dans l'alcool éosiné. Cette dernière méthode est surtout avantageuse pour l'étude du tissu conjonctif qui se colore en bleu de lin très pâle, tandis que les fibres élastiques se teignent en rouge pourpre, la substance musculaire en rose, et les noyaux en violet foncé.

Sur de pareilles coupes, et en choisissant alternativement pour les observer les points où les fibres musculaires cardiaques ont été coupées exactement en long ou exactement en travers, on peut déterminer des particularités intéressantes. Sur les sections exactement longitudinales, on voit les fibres du cœur morcelées en blocs ; les cellules consécutives d'une même série étant séparées par de larges traits clairs, les bords parallèles des cellules consécutives restant en place à distance les uns des autres et montrant ainsi la discontinuité absolue des éléments de la chaîne cardiaque. Sur une même fibre, 5, 6, 10 cellules et même davantage, se suivent en demeurant discontinues. Puis, plus haut ou plus bas, la continuité de la chaîne musculaire reprend pour se rompre encore. Ceci arrive ordinairement sur l'ensemble des fibres arborisées constituant par leur ensemble un faisceau secondaire ou même tertiaire. Souvent même, dans l'épaisseur de la coupe, qui peut être de trois ou quatre rangées dans les préparations colorées au carmin aluné sans que la transparence en souffre, on voit certaines cellules qui se sont légèrement déviées de leur position axiale. Sur les surfaces de coupes le bouleversement est plus grand encore. Ainsi donc, en thèse générale, les cellules cardiaques gardent à très peu près leur orientation dans l'ensemble de la chaîne cellulaire ; mais certaines subissent spontanément des changements de position qui les dévient de cet axe. Enfin, [la solidarité des cellules entre elles est bien devenue presque nulle à l'encontre des actions mécaniques, même les plus légères : puisque le fil du rasoir bouleverse absolument l'ordonnance en chaîne sur les surfaces de coupes menées par le travers d'un myocarde durci et devenu un véritable corps homogène et solide.

Sur ces coupes on se rend admirablement compte des modifications survenues dans les noyaux, des variations de forme de ces derniers et de la proportion des noyaux géants par rapport aux autres.

On peut aussi constater un fait important : c'est que jamais le tissu conjonctif intra-fasciculaire, ni les cellules migratrices, qu'on rencontre en nombre d'ailleurs normal dans ce tissu, n'abordent les interlignes des cellules. Ce dernier doit donc être encore occupé par une substance cimentaire trés molle. Dans la myosite cardiaque vraie en effet le tissu connectif entoure de toutes parts les cellules musculaires revenues à la forme embryonnaire et multinucléée.

Un troisième fait, qui pour ainsi dire saute aux yeux dans les coupes longitudinales, c'est l'augmentation du diamètre transversal des cellules musculaires cardiaques dans les points dissociés. Cette augmentation diamétrale est aussi très évidente dans les coupes transversales. Ces dernières coupes sont surtout très instructives quand on les fait par la méthode d'inclusion dans la paraffine, telle qu'on a l'habitude de la pratiquer pour les couper en série. Celles que nous possédons ont été faites par M. le professeur agrégé Vialleton et permettent de se rendre un compte exact de l'état de la substance musculaire et des déformations des noyaux.

Même au niveau des points du myocarde les plus segmentés, ces coupes transversales montrent des champs de Conheim admirables, tels qu'on ne peut les voir par aucun autre moyen d'étude. Les colonnettes musculaires coupées en travers qui forment les parties opaques de ces champs sont teintes en rose foncé par le carmin et démontrent absolument que chacun des cylindres primitifs de la substance musculaire a parfaitement conservé sa substance anisotrope. Les noyaux se montrent au centre de la coupe transversale de chaque cellule, quand celle-ci a passé par leur niveau. Ils sont colorés en rouge magnifique. Ils sont constitués par une série de lames très minces partant d'un centre commun en dessinant des sortes d'étoiles compliquées. En élevant ou en abaissant l'objectif, on voit s'enfoncer ces lames dans toute la hauteur de l'élément répondant à celle du noyau. Si l'on pliait deux rectangles de papier à arrêtes vives, en les adossant par les convexités réciproques de leurs plicatures, et si l'on pliait ensuite à arrêtes mousses les 4 plans de papier du système, on réaliserait un schéma reproduisant la forme la plus simple de ces noyaux. On voit en somme ainsi qu'ils se sont déformés exactement comme s'ils avaient été pressés et exprimés comme une pâte molle placée au centre d'un faisceau de javelots parallèles.

Quelle est l'explication de ces figures bizarres des noyaux? Dans la thèse de Durand, M. le professeur Renaut a assimilé ces déformations aux crêtes d'empreinte des noyaux des cellules tendineuses. Il semblerait que tout se fût passé comme si la cellule en devenant libre par la fonte du ciment des traits d'Eberth, fût revenue sur elle-même en écrasant le noyau et en le gaufrant dans les intervalles des cylindres primitifs. Un fait qui militerait en faveur de cette manière de voir serait cette sorte d'expression du plasma musculaire qui voile la striation des cellules cardiaques des cœurs très segmentés. Dans le cas d'arrêt brusque du cœur avec caillot aortique, observé par M. Renaut, cette expression du plasma existait au plus haut degré. Mais d'autre part cela n'explique point l'accroissement énorme que subissent les noyaux devenus géants. En outre, quand un noyau subit des crêtes d'empreinte et devient multiforme en suite des effets de pression, sa substance subit une sorte de dessiccation pour ainsi dire. L'on a affaire alors à des noyaux pâles, qui ne se colorent presque pas davantage que le protoplasma ambiant : c'est le cas pour les noyaux à empreintes des cellules tendineuses et de celles des aponévroses. Ici au contraire, nous avons affaire à des noyaux très riches en chromatine, dont la substance s'accroît en même temps que la forme se complique et que les dimensions s'exagèrent. Il faut donc en revenir à la théorie proposée dans la thèse de Durand à côté et parallèlement à celle des effets de pression. Il faut peut-être admettre que la cellule musculaire cardiaque, au moment où elle voit s'affaiblir sa fonction motrice par suite de sa mise en liberté relative, voit prendre le pas à sa vitalité nutritive pure et simple. De là peut-être l'accroissement des dimensions du noyau, lequel, comme on sait, règle la nutrition et l'évolution des corps cellulaires. Mais il importe de remarquer dès à présent que, toute détachée qu'elle est de ses relations avec ses similaires, la cellule musculaire cardiaque n'a pas cessé d'être apte à faire du mouvement musculaire et à se contracter. Car sa substance contractile striée en travers subsiste avec tout les caractères propres aux muscles rouges et sa striation transversale bien conservée, à cela près que les disques épais de la striation ont peut-être un développement un peu moindre. Ce seul fait démontre qu'il existe encore des mouvements dans les foyers de désintégration. S'ils étaient devenus inertes, toute l'édification contractile aurait disparu par atrophie rapide, si la cellule avait survécu ; si elle était morte, le noyau ne se colorerait plus et ne s'agrandirait plus dans ses proportions diamétrales. Il en faut conclure que la cellule musculaire d'un point segmenté vit et fonctionne, c'est-à-dire se contracte. Nous chercherons un peu plus loin à nous rendre compte de la façon dont s'opère chez elle la mise en jeu de la contractilité.

Les coupes transversales colorées à l'éosine hématoxylique, et les longitudinales traitées de la même façon, permettent de se rendre bien compte des dispositions du tissu conjonctif par rapport aux cellules musculaires. Celles au carmin aluné, que l'on a fait ensuite passer par de l'alcool fort chargé d'acide picrique, avant de les monter dans la résine Dammar, sont égalament très instructives. Un examen attentif nous a permis de constater que, dans la myocardite segmentaire sénile, tout aussi bien que dans la myocardite segmentaire alcoolique qui se développe dans l'âge moyen de la vie, les dispositions du tissu conjonctif par rapport aux fibres musculaires cardiaques n'ont subi aucune variation ni lésion. Dans un seul cas, nous avons trouvé un peu de tissu fibreux occupant le lieu et place des adossements des gaînes du tissu connectif fasciculant du myocarde. Il s'agissait d'une coupe par le travers et le plein de l'un des muscles papillaires moteurs de la mitrale. Dans tous les autres cas, et comme dans l'état normal, les faisceaux secondaires du myocarde se sont montrés entourés de leurs gaînes fasciculantes ordinaires ; c'est-à-dire composées de faisceaux fibreux minces dirigés dans le sens général des fibres musculaires, entés les uns des autres, et supportant les cellules fixes connectives à prolongements protoplasmiques anastomosés (Th. de Durand, p. 66). Ces gaînes décrites pour la première fois par Henle interceptent par leurs adossements les espaces au centre desquels marchent les vaisseaux de distribution. Dans aucun des cas répondant aux observations de myocardite essentielle et diagnostiquée comme telle, qui forment la base de ce travail, nous n'avons trouvé d'endartérite ni de périartérite scléreuse de ces vaisseaux.

Nous avons recherché également avec soin l'état du tissu-conjonctif intrafasciculaire. Cet état est tout à fait normal ; il s'agit bien ici du tissu connectif lâche, sans trace aucune de néoformation fibreuse.

Il en faut conclure que, dans les cas de myocardite segmentaire essentielle, tels que nous les décrivons, et répondant au syndrôme cardiaque de cette affection, quand il se poursuit et comporte tel que nous l'avons observé, la cardite interstitielle, sclérose ou cirrhose cardiaque, n'intervient absolument pour rien.

Quand elle existe, les lésions présentent un aspect tout autre ; le cœur est hypertrophié, son parenchyme ne se dissocie plus comme du carton mouillé, bien que la dissociation segmentaire existe régulièrement avec la néoformation fibreuse au sein du myocarde. Nous avons pu comparer, par exemple, nos coupes en travers de muscles papillaires avec ceux d'un cœur atteint de cardite interstitielle. Si dans les deux cas la dissociation segmentaire offre, au point de vue des cellules cardiaques les mêmes caractères, la différence des lésions n'en saute pas moins aux yeux : dans la cardite interstitielle, le tissu connectif est devenu presque semblable à celui d'un tendon au milieu duquel sont répandues les chaînes musculaires cardiaques fragmentées, diminuées manifestement de nombre, séparées dans les coupes longitudinales par d'énormes bandes de tissu fibreux traversées par des vaisseaux, lesquels ou présentent des lésions d'endartérite ou sont étouffés et réduits de volume, comme il arrive dans les bourgeons fibreux qui cloisonnent le caillot d'une thrombose veineuse. Le tissu connectif lâche intra-fasciculaire, a été aussi, dans ce cas remplacé par du tissu fibreux. Bref, il s'agit là d'un processus absolument différent de celui que nous décrivons, quand bien même il a abouti, comme ce ce dernier, à la fonte du ciment des traits scalariformes et à la rupture de la continuité des chaînes cellulaires cardiaques.

Considérations pathogéniques. — C'est cette cardite interstitielle fréquente dans les cœurs des malades morts d'affections valvulaires, de péricardite chronique ou de mal de Bright, qui avait servi de point de départ à la théorie proposée tout d'abord pour expliquer la dissociation segmentaire. Cette théorie, émise par M. le professeur Renaut dans la thèse de Pitres faisait relever la lésion de l'œdème chronique et de la rétention des produits acides, ou plus généralement toxiques de la contraction musculaire dans les cellules cardiaques. On sait, depuis les travaux de MM. Renaut et Durand que le myocarde ne possède point de lymphatiques canaliculés, sauf immédiatement au-dessous de l'endocarde et du péricarde ; les seuls chemins de la lymphe sont les mailles du tissu connectif lache intrafasciculaire. L'effacement des espaces conjonctifs par la sclérose annule par conséquent les voies d'excrétion lymphatique ; elle restreint considérablement les voies d'excrétion veineuse, en interposant des masses d'un tissu en somme squelettal entre les fibres cardiaques et les capillaires veineux. Ici donc la théorie de la rétention des matériaux de désassimilation peut être à bon droit soutenue. Mais les faits que nous venons d'énoncer ne permettent pas de la considérer comme jouant un rôle exclusif dans le processus de la dissociation segmentaire.

Ce processus, en réalité, semble beaucoup plus compliqué. Il est même probable qu'il ressortit à une série de causes diverses dont la lésion constitue l'aboutissant commun. Il est certainement trop tôt pour formuler exactement une théorie pathogénique ferme de la dissociation segmentaire, pour rapporter cette lésion à une cause unique et décisive. Mais on doit reprendre et considérer avec attention la théorie proposée dès 1880 par MM. Colrat et Chalot, et se demander si la fonte du ciment des traits scalariformes ne peut pas être un phénomène ressortissant au trophisme cellulaire. Comme ils l'ont fait observer, c'est la cellule musculaire cardiaque qui en somme produit le ciment des traits

scalariformes. Elle semble le faire exactement à la façon des cellules épithéliales ordinaires. On sait que, quand ces dernières ou se nécrosent ou subissent des altérations nutritives, telles que celles qu'on observe dans les différents catarrhes, elles perdent la propriété de rester adhérentes entre elles et que leur ciment se dissout. C'es là même la cause de la desquamation des épithéliums dans les processus catarrhaux. Les membranes vitrées elles-mêmes, qui déterminent la surface de revêtement des épithéliums, paraissent être édifiées sous l'influence directe des cellules épithéliales qui reposent à leur surface. Angelucci a même démontré que la lame de Descemet possède un nombre de feuillets proportionnel à l'âge de l'épithelium qu'elle supporte, qu'elle n'est entretenue que par l'épithélium lui-même, qui repose sur elle. Dans cette conception l'on pourrait admettre que les cellules musculaires cardiaques entretiennent dans l'état normal le ciment qui les unit et les sépare. Viennent-elles à être frappées soit de mort brusque comme dans la stéatose, soit d'insuffisance de leur dépuration comme dans l'œdème chronique et la cardite interstitielle satellite de l'artériosclérose et des maladies valvulaires du cœur, elles cessent progressivement de secréter un ciment solide. Elles cessent aussi de pouvoir rejeter au dehors les produits pigmentaires du fonctionnement de la substance musculaire, et ceux-ci s'accumulent dans le fuseau protoplasmique périnucléaire. Elles reviennent alors sur elles-mêmes ; leur nutrilité cellulaire prend légèrement le pas sur leur activité fonctionnelle, laquelle est amoindrie parce qu'elle devient de plus en plus inefficace, la cellule cardiaque ne

se contractant plus en prenant un appui ferme et solide sur ses voisines. Le noyau se charge alors d'une plus grande quantité de substance nutritive ; le plasma musculaire devient abondant comme dans les muscles les plus foncés dont les pièces contractiles sont moins développées et moins actives que dans les muscles pâles. Bref, on se rend compte ainsi de la plupart des lésions de détail observées dans les cellules cardiaques ayant subi la dissociation. On peut aussi expliquer dans cette hypothèse la curabilité des dissociations segmentaires qui se sont opérées sous l'influence des états aigus (fièvre typhoïde, phtisie galopante, exanthèmes graves). On peut aussi mieux comprendre qu'une seule et même lésion de la cellule musculaire cardiaque se développe dans une série de circonstances très diverses : maladies organiques du cœur, maladies organiques du rein, intoxications chroniques dont le type majeur est, jusqu'à présent, l'alcoolisme.

Enfin nous avons ainsi le moyen d'entrevoir la raison d'être de la fréquence des formes séniles, dans lesquelles la dissociation segmentaire est en règle pure et constitue toute la lésion qu'on puisse mettre en regard du syndrôme cardiaque observé pendant la vie. Avec les progrès de l'âge, la résistance vitale et l'activité trophique de ces éléments musculaires qui, depuis que le punctum saliens est apparu dans l'embryon, n'ont jamais cessé de fonctionner, s'alanguit et s'affaiblit régulièrement et progressivement. C'est l'involution sénile. C'est à elle que, jusqu'à plus ample informé, il convient de faire en fin de compte la part majeure dans le développement de la dissociation du myocarde. Et celle-ci

s'effectue plus ou moins largement suivant que la sénilité est plus ou moins accusée, plus ou moins hâtive. Elle reste modérée, même chez les gens très âgés, quand les circonstances antérieures ont concouru à retarder l'involution sénile au point de vue particulier du tissu musculaire cardiaque. On pourrait modifier à ce propos l'axiôme de Cazalis et dire qu'on a en somme tout aussi bien l'âge de son myocarde que l'âge de ses artères. A ce point de vue l'alcoolique est un vieillard prématuré. Sans doute il serait plus clair et plus commode d'imaginer, pour expliquer la dissociation segmentaire, une cause univoque toujours la même, comparable aux actions morbides spécifiques quelconques. Mais en somme il convient de faire remarquer en terminant qu'il s'agit d'nn processus général, et la pathogénie tout aussi bien que l'anatomie pathologique générale nous montrent que ceux-ci n'ont presque jamais en réalité de cause univoque. Nous nous arrêterons donc ici et nous ne marcherons pas davantage dans la voie des suppositions pathogéniques. Notre tâche était d'ailleurs de montrer qu'il existe une forme de myocardite segmentaire individuelle au milieu des autres, caractérisée symptomatiquement et anatomiquement de façon à pouvoir prendre une place autonome dans le cadre des cardiopathies. Nous avons la ferme conviction que nous y sommes parvenu dans ce travail.

CHAPITRE VII

Diagnostic, pronostic et traitement

Le diagnostic de la myocardite segmentaire essentielle est possible au lit du malade. Diagnostic différentiel avec : les maladies valvulaires ; le souffle systolique médiocardiaque est différent du souffle de l'induration aortique, et n'est ni un souffle anémique, ni un souffle extracardiaque, ni un frottement péricardique ; avec les péricardites chroniques ; avec la myocardite scléreuse et l'artério-sclérose du cœur ; avec les stéatoses du cœur ; avec le cœur rénal ; avec la cardiopathie de la ménopause.

Pronostic.

Traitement.

On a cru jusqu'ici que la dissociation segmentaire du myocarde ne s'accompagnait que de symptômes vagues, sans caractère bien défini, et pouvait tout au plus être soupçonnée, grâce à la connaissance préalable des principales circonstances cliniques dans lesquelles elle a été rencontrée. Il semblait même que l'on pût avec Déjerine la qualifier de « lésion absolument silencieuse, impossible actuellement à diagnostiquer pendant la vie. » Nous avons déjà rappelé les deux cas publiés par cet auteur qui se rapportent à typhiques morts subitement.

Le cœur de ces malades, soigneusement examiné la veille ou même quelques instants auparavant, n'avait absolument rien présenté d'anormal. Il est évident que dans de telles conditions le diagnostic est impossible. Mais de pareils cas sont rares. Peut-être même deviendront-ils plus rares encore, si désormais l'on examine, avec toute l'attention nécessaire, le cœur des sé-

niles et des individus chez lesquels on est en droit de soupçonner la dissociation segmentaire du myocarde. La fréquence des formes latentes de l'affection, mais qu'un examen attentif nous a permis de reconnaître, vient à l'appui de cette manière de voir. — D'autre part nous avons fait voir dans les pages qui précèdent que la myocardite segmentaire essentielle, affection toujours plus ou moins silencieuse, est cependant caractérisée par un syndrôme cardiaque spécial permettant de la distinguer au lit du malade des autres cardiopathies. Les détails dans lesquels nous sommes entré, le soin que nous avons pris de faire ressortir le caractère différentiel de certains symptômes nous permettront d'être bref au sujet du diagnostic.

La forme typique que nous avons désignée sous le nom de forme arythmique avec souffle médiocardiaque doit être tout d'abord distinguée des lésions valvulaires du cœur. Cette distinction est aisée. L'absence de thrill, le choc précordial diffus dans le cinquième espace intercostal, l'absence d'hypertrophie notable, la matité de forme rectangulaire, comprise tout entière entre le bord gauche du sternum et la ligne mamelonnaire, constituent déjà un ensemble de signes bien différents de ceux que la palpation et la percussion permettent de reconnaître dans les lésions valvulaires. Là l'existence d'un thrill systolique ou diastolique est fréquente, la pointe du cœur occupe le plus souvent un siège anormal, le choc précordial produit par un cœur hypertrophié est ordinairement plus ou moins exagéré, et la matité affecte des formes caractéristiques que nous avons décrites et figurées.

Le souffle systolique propre à la myocardite segmentaire a des caractères très particuliers sur lesquels nous avons suffisamment insisté pour n'avoir pas à y revenir ici. Son timbre, son maximum médiocardiaque, son défaut de propagation suffisent à le différencier des autres souffles systoliques de la base ou de la pointe du cœur, symptomatiques des lésions valvulaires. Il n'est pas besoin de rappeler que ces derniers sont généralement rudes, compliqués d'harmoniques variés et qu'ils ont leur siège maximum soit à la base, soit à la pointe du cœur, d'où ils se propagent les uns dans les gros vaisseaux, les autres dans la direction de l'aisselle et horizontalement vers l'appendice xiphoïde. Nous ajouterons que le dédoublement des bruits ne s'observe jamais ou est très exceptionnel et accidentel dans la myocardite segmentaire essentielle.

Les caractères du pouls ont une importance de premier ordre au point de vue du diagnostic. Dans l'affection que nous avons décrite le contraste est frappant entre l'affaiblissement considérable du choc et des bruits du cœur et l'amplitude souvent extrême du pouls. Dans les affections mitrales et le rétrécissement aortique, c'est précisément le contraste inverse qui s'observe. Nous avons suffisamment mis en lumière les caractères sphygmographiques de l'affection que nous décrivons, et les caractères du pouls dans les maladies valvulaires sont trop connus pour que nous nous y arrêtions plus longuement.

Enfin, au point de vue des troubles fonctionnels, l'absence des signes de surcharge veineuse et de dilatation du cœur droit, l'absence de tuméfaction du foie même avec un degré très marqué d'inertie cardiaque, sont tout autant de signes négatifs qui distinguent nettement le syndrôme myocardique d'avec le syndrôme mitral où de graves troubles fonctionnels existent déjà bien avant la rupture de la compensation.

Nous ne croyons pas que le souffle systolique, symptomatique de l'induration aortique, puisse prêter à la confusion. Il siège au foyer des bruits aortiques et non point à la région médiocardique et il se propage dans la direction de l'aorte.

Toutes les fois que nous l'avons rencontré en même temps que le souffle médiocardiaque, nous n'avons eu aucune peine à l'en distinguer.

Nous avons déjà dit que le souffle de la myocardite segmentaire n'est point un souffle anémique et pourquoi nous rejetons cette hypothèse.

Nous ne croyons pas davantage que ce soit un souffle extra-cardiaque. S'il ressemble à un souffle de cette dernière espèce par son timbre doux, par son siège et par son défaut de propagation, il en diffère par son caractère exactement systolique et par sa fixité. La variabilité du souffle médiocardiaque est bien différente en effet de celle des souffles extra-cardiaques. Ces derniers peuvent s'atténuer ou disparaître complètement au gré de l'observateur, si l'on fait suspendre au malade sa respiration ou si on le fait passer de la position couchée à la position assise. Jamais nous n'avons observé rien de semblable relativement au souffle myocardique, qui s'est toujours montré absolument fixe pendant toute la durée d'un examen clinique et dont les variations, lorsqu'elles existent, ne sont que des variations à très longs intervalles. On sait aussi que les souffles extra-cardiaques ne coïncident pas nettement avec le bruit normal qu'ils accompagnent.

Nous pourrions en dire autant du bruit anormal produit par l'existence d'une plaque laiteuse du péricarde : ce bruit de frottement ne commence pas exactement avec la systolie du cœur, il en est généralement séparé par un intervalle appréciable, et se prolonge souvent plus ou moins pendant la diastole. En outre il n'a pas le caractère de douceur et de souffle véritablement soufflé que nous avons attribué au souffle médiocardiaque. Il est à peine besoin du reste d'ajouter que, lorsque la lésion cardiaque est uniquement constituée par la plaquelaiteuse, tout se borne à un signe d'auscultation, et que l'on ne retrouve ni l'arythmie, ni l'œdème latent, etc.

Le diagnostic est moins aisé entre la myocardite segmentaire essentielle et certaines péricardites chroniques. Nous ne parlons pas des péricardites avec épanchement : elles ont des symptômes particuliers qui n'échappent pas à l'observation lorsqu'on les recherche avec le soin nécessaire ; mais de ces cas, où le péricarde a subi la transformation fibreuse et quelquefois calcaire, où le cœur est bridé et comprimé par des adhérences péricardiques multiples ou même par une symphyse totale du péricarde. Dans ces cas, l'examen attentif de la région précordiale permettra le plus souvent de reconnaître la dépression systolique au niveau d'un ou de plusieurs espaces intercostaux, suivie du soulèvement diastolique ; la sonorité de l'espace semi-lunaire sera diminuée d'étendue, lorsqu'il existera des adhérences extra-péricardiques etc. Du reste, la péricardite chronique aboutit à l'asystolie vulgaire avec anasarque et embarras de la circulation veineuse ce qui n'est pas le cas de la myocardite segmentaire essentielle.

Est-il possible de distinguer cliniquement la dissociation segmentaire des autres dégénérescences du myocarde ? « Sous quelque forme, dit M. le professeur Sée(1), dans son très récent traité des maladies du cœur, qu'un muscle cardiaque, qui a fonctionné d'une manière anormale, puisse se présenter à l'autopsie, on ne peut certainement jamais pendant la vie établir d'autre diagnostic que l'insuffisance plus ou moins marquée de la force cardiaque. »

Une pareille opinion nous semble beaucoup trop absolue. C'est ainsi que M. Juhel-Renoy, dans son mémoire sur les affections cardiaques non valvulaires, est arrivé au sujet des myocardites chroniques (et il entend ici les myocardites scléreuses), à des conclusions précises. Le diagnostic peut, dit-il, atteindre une rigueur clinique considérable, s'il est appuyé sur la reconnaissance du syndrôme suivant :

1° Affaiblissement de la systole cardiaque et du pouls; en même temps augmentation de fréquence, persistance de la régularité ;

2° Hypertrophie cardiaque moyenne, susceptible de variations assez étendues ; variations s'expliquant par la dilatation cardiaque qui se produit ;

3° Absence fréquente de bruits de souffle, coexistence possible d'un souffle mitral doux, lequel n'est souvent que temporaire. Puis, bruit de galop, souffle tri-

(1) Voyez : G. Sée, Maladies du cœur, 1889, p. 362.

cuspidien; congestions pulmonaires souvent unilatérales, tous ces phénomènes étant passagers, jusqu'au jour où l'asystolie se constitue et domine alors la scène morbide.

On voit aisément, au milieu de quelques traits de ressemblance, les différences considérables qui séparent ce syndrôme de celui que nous avons décrit.

D'un autre côté, Riegel (1), d'accord en cela avec Rühle (2), croit que que le diagnostic de myocardite chronique calleuse essentielle peut dans de nombreux cas être fait avec certitude. Pour ces auteurs, le tableau clinique de cette affection est celui d'une lésion valvulaire qui n'est plus compensée, il existe constamment une augmentation de volume souvent considérable du cœur, et, en général l'auscultation fait entendre des tons purs. Mais le symptôme capital est l'irrégularité des contractions du cœur, qui ne disparaît jamais complètement, même après l'administration de fortes doses de digitale. Nous avons nous-mêmes attribué à l'arythmie une importance capitale dans la symptomatologie de la myocardite segmentaire essentielle et nous avons pu remarquer aussi dans quelques cas que cette arythmie persistante était peu influencée par l'emploi de la digitale. Mais nous avons montré par contre que jamais la myocardite segmentaire essentielle ne revêt la forme d'une affection valvulaire arrivée à la période des troubles de la compensation.

(1) Riegel. Etude sur la myocardite chronique. *Zeitschrift für Klinische Medicin.* Band XIV. 1888.

(2) Rühle. Diagnostic de la myocardite. *Deutsches Archiv für Klinische Medecin.* Band XXII. 1878.

Il nous est difficile de présenter ici le diagnostic différentiel entre la myocardite segmentaire essentielle et l'artério-sclérose du cœur. Le syndrôme clinique de cette dernière affection ne nous paraît pas encore suffisamment dégagé, et nous ne saurions que répéter après M. Odriozola (1) : « La symptomatologie de l'artério-sclérose du cœur est encore diffuse et complexe, malgré les louables efforts tentés par M. Huchard pour déblayer le terrain. La part qui doit revenir dans toute cette symptomatologie à la sclérose proprement dite est trop discutable pour nous permettre d'accepter sans hésitation les idées de M. Huchard.

« Nos réserves seront d'autant mieux justifiées que M. Huchard lui-même reconnaît « qu'on observe fré-« quemment *et à une époque rapprochée du début* de ces « maladies, des lésions simultanées du cœur et du foie, « du cœur et du rein, du cœur et de l'aorte, etc., et « qu'on a affaire de bonne heure à des cardio-hépa-« tiques, à des cardio-rénaux, à des cardio-cérébraux « et le plus souvent à des cardio-aortiques. » Il faut donc avouer simplement que la symptomatologie du cœur scléreux se perd, le plus souvent du moins, dans l'ensemble symptomatique offert par les différents malades atteints de *sclérose artério-capillaire.* »

La dégénérescence calcaire du cœur ne saurait non plus entrer ici en ligne de compte, puisque, au dire même des auteurs qui l'ont décrite, sa symptomatologie est nulle.

La dégénérescence amyloïde du cœur n'a point non

(1) Odriozola (loc. cit.)

plus d'histoire clinique propre. Elle est ordinairement combinée avec la dégénérescence amyloïde de divers autres organes et se présente sous l'aspect de l'asystolie vulgaire avec anasarque généralisée.

La symptomatologie des stéatoses du cœur est loin d'être nettement établie. Celle de la surcharge adipeuse simple est particulièrement obscure. Nous dirons cependant que, d'après M. le professeur Renaut, elle est une cause puissante de segmentation des fibres cardiaques, et elle détermine une forme de myocardite segmentaire qui pourrait être désignée sous le nom de myocardite segmentaire des obèses. Cette forme offre au point de vue clinique une très grande ressemblance avec la myocardite segmentaire essentielle, mais il reste à en déterminer les caractères particuliers.

Quant à la stéatose vraie, celle qui est caractérisée par la présence de gouttelettes graisseuses dans la substance musculaire elle-même, elle n'est guère mieux connue. Nous avons déjà insisté sur sa rareté relativement à la fréquence de la dissociation segmentaire, et il n'est pas douteux que bien des symptômes qui lui ont été attribués ne lui appartiennent pas en propre. Stokes reconnaissait que lorsqu'elle est simple, c'est-à-dire non compliquée d'une affection valvulaire, elle ne donne lieu à aucun symptôme particulier, et qu'il serait difficile, pour ne pas dire impossible, de distinguer ses symptômes de ceux qui sont produits par une débilitation simple de l'organe. D'après M. le professeur Jaccoud (1), la symptomatologie de la dégénérescence graisseuse n'a rien

(1) Jaccoud. Pathologie interne. 1883 T. 2, p. 107.

de caractéristique en dehors de la lenteur du pouls et de la respiration de Cheyne-Stokes, signes qui n'ont pourtant rien de pathognomonique. Le diagnostic, d'après lui, ne peut être fait que par exclusion et en tenant compte des antécédents pathologiques du malade et de la coexistence de la stéatose dans d'autres organes.

Le parallèle que nous avons établi au chapitre III entre le cœur rénal et le cœur affecté de myocardite segmentaire essentielle a amplement montré les caractères différentiels des deux affections. Nous n'y reviendrons pas.

Il nous reste à parler d'une affection qui pourrait être supposée chez deux de nos malades, chez lesquels les premiers symptômes de cardiopathie ont coïncidé avec le début de la ménopause. On sait en effet que M. Clément a décrit en 1885 une cardiopathie de la ménopause (1). Cette affection ressemble bien en quelques points à la myocardite segmentaire essentielle et surtout à sa forme arythmique sans souffle. Elle a de commun avec elle l'absence d'hypertrophie cardiaque, de bruit anormal, de congestions veineuses périphériques, l'arythmie légère bornée généralement à une simple inégalité du pouls, le défaut de troubles notables de la sécrétion urinaire et notamment de l'albuminurie. Mais les différences entre les deux affections sont plus nombreuses encore. Dans la cardiopathie de la ménopause l'impulsion de la pointe est exagérée, le premier bruit est plutôt fort que faible, la fréquence des battements est extrême (150-160), le pouls est faible, les paroxys-

(1) Clément. Cardiopathie de la ménopause. *Rev. de Méd*, 1885. p. 158.

mes de palpitations et d'oppression sont produits par des causes occasionnelles bien déterminées : mouvements, efforts, etc., et le repos suffit à les faire disparaître. Enfin la maladie est de durée limitée : au bout de cinq ou six mois à deux ans, elle se termine régulièrement par la guérison.

Pronostic. — La gravité du pronostic ressort clairement des considérations dans lesquelles nous sommes entré au sujet de la marche, de la durée et des terminaisons de la myocardite segmentaire essentielle. Ce qui le rend particulièrement sombre, c'est la fréquence de la mort subite, accident toujours menaçant, même dans les cas les plus latents et en apparence les plus bénins, et qui survient le plus souvent d'une façon absolument foudroyante et sans aucun symptôme prémonitoire. Un autre fait qui contribue aussi pour une large part à aggraver le pronostic, c'est cet état d'équilibre instable des myocardiques qui fait que le plus léger thaumatisme, une trachéo-bronchite légère sont souvent la cause d'accidents formidables aboutissant rapidement à la mort. Néanmoins nous ne devons pas oublier qu'un grand nombre de nos malades ont vu débuter leur affection depuis de longues années, et que cette affection est restée pour ainsi dire stationnaire sans que l'on puisse en déterminer exactement la durée probable. Cette longue durée peut sans doute être attribuée en grande partie à l'influence du milieu dans lequel nous avons observé. Il s'agit presque exclusivement dans nos observations de vieillards hospitalisés dans un asile d'incurables et soustraits par cela même à toute préoccupation morale, à toute fatigue physique, à toute privation qui leur seraient certainement fatales dans le milieu ordinaire de la vie.

Le pronostic est-il dans tous les cas aussi sombre ? La dissociation segmentaire du myocarde une fois mise en train suit-elle toujours et nécessairement une marche envahissante ? Nous ne le croyons pas et nous avons déjà dit que cette lésion, lorsqu'elle est produite par les maladies aiguës, est capable jusqu'à un certain point de rétrocéder. Notre observation XXXVIII, relative à une jeune femme atteinte à la fois d'endocardite infectieuse et de myocardite segmentaire dans le cours d'une fièvre typhoïde, et chez laquelle le seul séjour à la campagne et l'administration des toniques cardiaques ont amené une très rapide amélioration, pourrait être invoquée à l'appui de cette opinion.

Traitement. — Le traitement de la myocardite segmentaire essentielle est celui de toute asthénie cardiaque. Il consistera donc à relever les forces du cœur par la série des moyens connus et mis en usage en pareil cas. C'est dire que les myocardiques sont justiciables tout d'abord de la digitale. On l'administrera suivant les indications fournies par l'arythmie du cœur et du pouls et toujours par périodes, à doses décroissantes, pendant cinq jours, en commençant par une macération de 25 centigrammes diminuée de 5 centigrammes chaque jour. En agissant ainsi on fera souvent disparaître presque totalement l'arythmie, les crises de palpitations et d'étouffement. L'une de nos observations fournit un exemple de disparition des crises gastriques pseudo-angineuses par un tel traitement approprié. Chez certains malades la digitale ne sera point supportée (Obs. VII) et l'on devra recourir soit à ses succédanés, soit à la caféine. Mais il est une indication qui, d'après M. le professeur Renaut, doit être considérée comme majeure, c'est l'emploi des excitants généraux et principalement du vin. Le vin de Champagne administré aux myocardiques séniles concurremment à la digitale et à ses succédanés, durant les crises d'arythmie ou quand la bronchite survient, donne des résultats extrêmement satisfaisants. Comme il n'existe pour ainsi dire pas chez les segmentaires d'indication fournie par l'œdème, l'emploi des diurétiques et du régime lacté ne s'impose pas au même titre que chez les asystoliques vulgaires.

Parmi les complications la bronchite occupe le premier rang comme cause d'aggravation de l'état cardiaque; on doit toujours s'en préoccuper sérieusement. Enfin chez les séniles toute cause de surmenage musculaire ou alimentaire et toute autre action brusque de choc doivent être soigneusement écartées. Il est une dernière indication qu'il faut remplir; c'est la liberté de la circulation cérébrale. Nous avons vu que chez les myocardiques séniles il existe souvent un état vertigineux, des menaces d'arrêt de la circulation cérébrale par thrombose, de petites attaques de ramollissement cérébral cortical.

En affaiblissant la force initiale qui met en mouvement le sang dans les vaisseaux, d'ailleurs souvent frappés au niveau du cerveau d'altérations séniles génératrices de la thrombose, la myocardite segmentaire augmente les chances de celle-ci et joue dans sa production le rôle d'une importante cause seconde. Il convient donc d'éviter toute stase cérébrale, de maintenir soigneusement la liberté du ventre par des laxatifs doux dont l'usage quotidien doit devenir la règle ; et, quand les menaces d'arrêt de la circulation cérébrale deviennent appréciables, de faire intervenir les médicaments qui favorisent sa reprise, et les toniques alcooliques et la digitale, qui relèvent de leur côté l'énergie des contractions cardiaques et régularisent les mouvements du cœur.

PIÈCES JUSTIFICATIVES

OBSERVATION I (personnelle)

Démence sénile. Alcoolisme. Obésité. Léger emphysème pulmonaire. Myocardite segmentaire avec albuminurie épisodique, arythmie et souffle médiocardiaque, œdème des membres inférieurs. Mort dans le coma.

J... (Ambroise), 72 ans, fabricant de tulles, entré à l'hospice du Perron, salle Saint-Lazare, n° 7, le 1er avril 1889.

Antécédents héréditaires. — Père mort à un âge avancé, après avoir joui d'une bonne santé; mère morte à 67 ans, d'un cancer de l'estomac. Un frère bien portant.

Antécédents personnels. — Variole, rougeole, coqueluche dans l'enfance. Bonne santé depuis. Pas de syphilis. Alcoolisme.

Ce malade, depuis dix ans environ, présente des troubles cérébraux qui sont allés en s'aggravant et constituent actuellement de la démence sénile. Il y a eu même temps une faiblesse considérable des membres inférieurs qui rend la station debout et la marche presque complètement impossibles. Obésité.

Arc sénile de la cornée très accusé.

Au cœur, la pointe bat dans le cinquième espace en dedans de la ligne mamelonnaire. A l'auscultation, les bruits sont sourds, le premier est un peu soufflant à la pointe. Quelques faux pas du cœur. Le pouls fort traduit l'arythmie cardiaque.

Aux poumons, signes d'emphysème, avec des râles sonores disséminés et quelques râles sous-crépitants aux deux bases.

Pas de troubles digestifs.

Les urines, de coloration normale, contiennent une notable quantité d'albumine.

Œdème latent prétibial.

15 juin 1889. — Œdème des membres inférieurs remontant jusqu'aux genoux. Rien du côté du foie. Râles d'œdème aux deux bases pulmonaires. Pas d'albuminurie.

On ne sent pas le choc de la pointe du cœur. La matité précordiale est d'étendue normale, intramamelonnaire. Pas de frémissement à la palpation. Souffle systolique très doux et très léger, sons harmoniques, à maximum médiocardiaque, ne se propageant pas du côté de l'aisselle. Rien à noter du côté de la base du cœur. Quelques pulsations cardiaques avortées. Pouls fort et irrégulier.

21 août. — Depuis quelques jours le malade a notablement maigri, et il est tombé dans un état semi-comateux.

Etat du cœur. — Mêmes symptômes que précédemment, mais l'arythmie est beaucoup plus marquée. Les battements sont rapides. Il existe une série de pulsations rapides, régulières et petites, puis survient une intermittence ou un faux pas revenant à intervalles assez rapprochés. — L'urine renferme des traces d'albumine.

Aux poumons, respiration obscure. Le malade respire très faiblement. On ne trouve que des râles muqueux, nombreux à la base gauche. Obscurité générale du son à la percussion, mais pas de matité localisée. Rien à noter du côté de l'abdomen. Pas d'ascite. Pas de tuméfaction du foie.

L'œdème des membres inférieurs a notablement diminué depuis que le malade est au lit. Pas de paralysie. Température 39°4.

22 août. — L'état du malade va en s'aggravant. Il présente une très légère déviation de la face du côté gauche. En outre, le membre supérieur droit présente aussi une hémiplégie incomplète. Coma.

Dyspnée très marquée. A l'auscultation on ne trouve toujours que des râles d'œdème à la base gauche. Partout ailleurs la respiration est obscure mais non mélangée de râles. Pas de signes de pneumonie. Température 39°, 39°4.

23 août. — Le malade meurt dans le coma, à dix heures du matin, avec une cyanose très marquée. Température 40°5.

24 août. — Autopsie pratiquée 24 heures après la mort.

Cerveau 1,180 grammes. — Pas de lésions méningées. Œdème sous-arachnoïdien. Athérôme très marqué des diverses artères cérébrales, et propagé jusqu'aux petites artères. Cependant pas d'oblitération, ni de thrombose. Aucune lésion cérébrale en foyer. Pas d'altération appréciable à l'œil nu de la substance cérébrale. Un peu d'épanchement dans les ventricules.

Cœur 470 grammes. — Très léger épanchement péricardique. Pas de traces de péricardite. La situation du cœur est bien en rapport avec les résultats de la percussion. La pointe du cœur reste en dedans de la ligne mamelonnaire malgré l'augmentation de poids du cœur. Celle-ci paraît tenir surtout à une surcharge adipeuse assez considérable. Toute la face antérieure des ventricules est complètement recouverte par une épaisse couche de graisse qui, à la partie supérieure des ventricules près du sillon auriculo-ventriculaire, atteint 7 à 8 millimètres d'épaisseur. La face postérieure des ventricules est moins chargée de graisse et est à découvert sur une certaine étendue. Le cœur est extrêmement mou et friable. Lorsqu'on le saisit pour l'extraire il se déchire, et les doigts pénètrent très facilement dans sa substance. Il s'affaisse comme une vessie incomplètement remplie d'eau.

La coloration du myocarde est jaunâtre, presque feuille morte. Pas de coagulations intracardiaques.

Pas de dilatation de l'aorte. Un peu d'athérôme de la paroi aortique, et des valvules qui sont néanmoins parfaitement suffisantes. L'athérôme aortique n'est pas très accentué et ne consiste qu'en plaques molles : il n'y a pas de plaques calcifiées.

Les artères coronaires sont également athéromateuses, mais leur orifice et leur trajet, sur toute leur étendue, sont tout à fait libres.

Rien à noter du côté du ventricule droit qui a conservé son épaisseur normale, ni du côté de l'oreillette droite et de l'artère pulmonaire.

Le ventricule gauche a une épaisseur en fibres musculaires de 12 à 15 millimètres. Pas de lésions d'origine endocarditique. Les valves de la mitrale sont insuffisantes à l'épreuve de l'eau. Elles ont cependant conservé leur longueur normale et ne présentent qu'un peu d'épaississement de leur bord libre et de très petites plaques athéromateuses molles qui ne nuisent en rien à la mobilité de la valvule.

La dissociation segmentaire est extrêmement marquée. Lorsqu'on agite et dissocie légèrement des fragments musculaires pris en divers points du ventricule gauche dans de l'eau éosinée on voit un grand nombre de cellules cardiaques nager librement dans le liquide de la préparation. En outre d'autres cellules restées réunies par groupes assez volumineux se montrent complètement dissociées : elles ne se touchent plus et on voit entre elles des espaces clairs.

Reins 150 grammes chacun. — Les reins sont entourés d'une couche adipeuse très épaisse et très dense, adhérente à la capsule. Celle-ci ne présente aucune adhérence avec la substance rénale, qui ne paraît pas présenter d'autre altération qu'un léger degré de congestion et un aspect un peu jaunâtre de la substance corticale. Pas de kystes. Pas d'augmentation de volume ni de poids.

Foie 1,250 grammes. Graisseux.

Abdomen. — Rien du côté de l'intestin. Adipose.

Poumons. — Poumon droit 680 grammes. Poumon gauche 550 grammes. Congestion et œdème localisés au lobe inférieur du poumon gauche. Pas de tubercules. Une adhérence pleurale, très limitée à la partie moyenne du poumon droit.

Rate. — Complètement diffluente.

Examen histologique du cœur. — Nous avons fait des coupes longitudinales et transversales des piliers du ventricule gauche après durcissement dans le liquide de Müller, la gomme et l'alcool. Ces coupes colorées ensuite par l'éosine hématoxylique, ou le carmin aluné, montrent que la dissociation segmentaire est extrêmement marquée. En plusieurs points il est impossible de trouver sous le champ du microscope deux cellules cardiaques soudées l'une à l'autre. On constate en outre sur les coupes transversales un certain degré de sclérose. Cette sclérose est du reste limitée, elle n'existe qu'en quelques points. Les noyaux des cellules ont conservé leur volume normal, et sont entourés de granulations pigmentaires. Pas de dégénérescence graisseuse. Striation des fibrilles normale.

Observation II (personnelle)

Cancer latent de l'estomac. Mort subite. Dissociation segmentaire du myocarde.

B..., 69 ans, tisseur, hospice du Perron, salle Saint-Léon, n° 18. Service de M. le professeur Renaut.

Ce malade était au Perron depuis 1881, pour une affection qui avait débuté à l'âge de 31 ans, et qui avait suivi depuis lors une marche progressive mais très lente. Au moment de sa mort, il existait sur les doigts de la main gauche des ulcérations d'apparence épithéliomateuse ayant rongé l'extrémité des doigts jusqu'à la deuxième phalange. La coupe des tissus à ce niveau montrait une substance blanche, dure, lardacée, très peu vasculaire, dans laquelle le tissu osseux avait disparu. La main présentait une déformation considérable et il existait aussi sur l'avant-bras des ulcérations d'aspect analogue à celles des doigts, mais limitées à la peau.

Le malade présentait aussi un volumineux ulcère variqueux de la jambe droite.

Pendant la vie on n'avait noté que peu de chose du côté des viscères. Le cœur n'était pas hypertrophié et on n'y trouvait qu'un léger souffle d'induration aortique. Il y avait de l'athérôme périphérique. Rien aux poumons. Pas d'albuminurie.

Dans la soirée du 4 juin 1889, le malade qui n'avait pas été examiné depuis assez longtemps, se plaint d'éprouver des douleurs abdominales, qui disparaissent à la suite d'une application de cataplasme. Au milieu de la nuit, il se lève puis se recouche et quelques instants après on constate qu'il est mort. Il n'avait fait entendre aucune plainte, ni exécuté aucun mouvement.

A l'autopsie, outre les lésions déjà signalées, on trouva dans l'estomac une tumeur du volume du poing, d'aspect et de consistance encéphaloïde, occupant la petite courbure. Pas d'ulcération.

Rien du côté du foie, du pancréas, ni de la rate.

Pas de lésions intestinales.

Rien de particulier au cerveau sinon une adhérence assez forte de la dure-mère à la voûte du crâne sur les parties latérales.

Rien de spécial aux poumons. Pas de tubercules. Œdème agonique.

Reins légèrement lobulés, légère diminution de la substance corticale ; capsule non adhérente.

Cœur. Poids : 370 grammes. — Forme normale. Rien à noter extérieurement. Pas de traces de péricardite. Pas de surcharge graisseuse. Du côté des gros vaisseaux médiastinite chronique créant des adhérences solides entre l'aorte, l'artère pulmonaire et la trachée. Au même niveau se trouvent quelques ganglions lymphatiques du volume d'une noisette fortement pigmentés en noir, durs et fibreux. Pas de dilatation de l'aorte.

Les cavités cardiaques ne renferment que quelques caillots *post mortem*.

Légère hypertrophie du ventricule gauche dont la paroi à sa partie moyenne mesure une épaisseur de 2 centimètres. La coloration est jaune fauve et en certains points feuille morte. Par places on voit de petites stries ou de petits points grisâtres. L'aspect feuille morte est tout à fait caractéristique au niveau des piliers du ventricule gauche, surtout au voisinage de leur extrémité supérieure.

Le myocarde est mou, flasque, friable et se laisse facilement dilacérer. Pas de traces de lésions endocardiтiques. La valvule mitrale est absolument saine, ce n'est qu'immédiatement au-dessus des valvules sigmoïdes que l'on constate l'existence de quelques petites plaques d'athérôme. Ni insuffisance, ni rétrécissement aortique. Les orifices des artères coronaires sont libres. L'aorte présente un très grand nombre de plaques d'athérôme à divers états de développement.

Le myocarde du ventricule droit paraît moins lésé que celui du ventricule gauche, sa coloration est plus rosée. Il ne présente pas d'hypertrophie. Le ventricule n'est pas dilaté. Les valvules sont saines.

Rien à signaler du côté des oreillettes.

Un examen microscopique sommaire fait en agitant et dissociant légèrement un petit fragment du myocarde dans un peu d'eau éosinée montre une disso-

20

ciation segmentaire très nette. — Elle est également très évidente sur les coupes faites après durcissement et colorées. Il n'y a pas trace de cirrhose interstitielle, pas d'artérite des petits vaisseaux. Les cellules cardiaques présentent une striation parfaitement nette. Pas de dégénérescence graisseuse, ni granulo-graisseuse. Le fuseau protoplasmique central renferme une quantité notable de granulations pigmentaires. Pour une raison difficile à préciser les noyaux n'ont pas été colorés par les réactifs employés : éosine hématoxylique, carmin aluné.

Observation III (personnelle)

Sénilité. Phtisie fibreuse chronique et emphysème pulmonaire. Mort par syncope. Dissociation segmentaire du cœur généralisée.

C..., 70 ans, tailleur de pierres, hospice du Perron, salle Saint-Vincent-de-Paul, n° 23. Service de M. le professeur Renaut.

Ce malade était au Perron depuis 1882. On n'avait relevé rien de particulier dans ses antécédents. Il présentait une cyphose très accusée qui le faisait marcher courbé en deux, la face regardant la terre. Le début de cette affection datait de l'âge de 30 ans, et la courbure de la colonne vertébrale était allée en s'exagérant progressivement. Elle n'était pas appréciable lorsque le malade était au lit, et il n'y avait aucune saillie, aucune gibbosité, aucun point douloureux sur la colonne vertébrale. Le malade avait de la faiblesse des membres inférieurs, et quelques douleurs lombaires, symptômes qui s'expliquaient suffisamment par la difficulté de la marche. Il toussait un peu depuis six ans et avait présenté à l'auscultation des signes d'emphysème léger. Rien du côté du cœur.

Dans le courant du mois d'août 1889, il se plaignit pendant quelques jours de fourmillements et de faiblesse dans le membre supérieur gauche, mais ces symptômes disparurent rapidement.

En septembre, on note que le malade tousse, perd ses forces, n'a presque plus d'appétit. Il présente une pâleur extrême des téguments.

Rien de bien net du côté du cœur, les bruits sont très sourds, mais on ne constate pas au moment de l'examen de souffle, ni d'arythmie. Le malade n'accuse aucun symptôme subjectif du côté du cœur. Pas d'œdème. Du côté des poumons il existe d'assez nombreux râles muqueux aux deux bases. Pas d'albumine dans les urines.

Le 28 septembre, à dix heures du matin, le malade qui depuis quelque temps se levait peu, mais qui n'avait rien présenté de particulier les jours précédents, ni dans la matinée même où il avait parlé à l'interne du service, voulut se lever. Au moment où après s'être baissé pour prendre ses bas il se relevait, il s'est trouvé mal, et a perdu connaissance. On l'a remis dans son lit, il n'a pas tardé à reprendre connaissance, a parlé, s'est plaint de faiblesse extrême, de mal de cœur. Il ne présentait aucun trouble cérébral, ni au point de vue de l'intelligence, ni au point de vue de la motilité. Il était très pâle, les lèvres blanches, la respiration très lente et régulière, le pouls filiforme presque insensible. Les battements du cœur étaient précipités, sourds, lointains. Le pouls diminua petit à petit et devint insensible, en même temps que les bruits du cœur disparaissaient, et la mort arriva sans autre incident au bout de dix minutes environ.

Autopsie faite vingt-quatre heures après la mort.

Cerveau. — Le cerveau est sain. Les artères cérébrales sont peu athéromateuses. Pas de trace d'hémorragie ni de ramollissement. Pas d'œdème cérébral, pas de méningite... Aucune lésion cérébrale capable d'expliquer la mort rapide.

Poumons. — Les deux poumons présentent des adhérences celluleuses solides, avec la plèvre pariétale. On parvient cependant à les détacher complètement en produisant quelques déchirures du tissu pulmonaire. Les adhérences existent sur toute la surface des poumons. Au sommet du poumon gauche quelques tubercules crétacés bien isolés les uns des autres. Rien de bien particulier à noter dans le reste du poumon. Le sommet du poumon droit est coiffé d'une coque fibreuse épaisse. Au-dessous de cette coque, on trouve le tissu pulmonaire induré de coloration noirâtre, de consistance analogue à celle du caoutchouc, parsemé de quelques granulations. Ces lésions n'occupent que le sommet du lobe supérieur. Le lobe moyen tout entier est induré, et présente à la coupe diverses lésions tuberculeuses : granulations grises, cavernules, masses caséeuses. Rien à la base sauf un peu de congestion. Emphysème des bords antérieurs.

Cœur. Poids 530 grammes. Il présente sur sa face antérieure une large plaque laiteuse occupant la moitié supérieure du ventricule droit. Un peu de surcharge graisseuse au niveau de la face antérieure du ventricule droit et des sillons auriculo-ventriculaire et interventriculaire antérieur. Pas de dilatation de l'aorte. A l'ouverture du ventricule gauche et de l'aorte, on voit que celle-ci ne présente que quelques plaques peu développées d'athérôme au niveau de son origine.

Les valvules sigmoïdes sont parfaitement suffisantes. Les orifices des coronaires sont intacts, et le trajet de ces artères poursuivi sur une certaine distance est absolument perméable. On n'y observe que de petites plaques d'athérôme très espacées, et ne diminuant pas le calibre des vaisseaux. La valve antérieure et droite de la mitrale est envahie par l'athérôme dans sa moitié supérieure mais elle n'est nullement rigide, et a conservé sa longueur normale. La valve gauche est saine.

Rien à noter du côté du ventricule droit, ni du côté des oreillettes. Le muscle cardiaque a une coloration jaunâtre. Il présente encore une certaine consistance, mais néanmoins on le dilacère assez facilement avec les doigts. Le myocarde gauche mesure quinze millimètres d'épaisseur.

Au microscope on constate une dissociation segmentaire très avancée. Un nombre considérable de cellules cardiaques nagent isolément dans le liquide de la préparation faite en agitant et en dissociant légèrement un petit fragment musculaire dans quelques gouttes d'eau éosinée. On peut constater aussi dans un grand nombre de points que les cellules quoique incomplètement dissociées, et restées en amas plus ou moins volumineux ne se touchent pas et sont séparées les unes des autres par des espaces clairs.

Reins. — Normaux.

Foie. — Normal. Rien à noter du côté de l'intestin.

La colonne vertébrale n'a pas été enlevée mais elle ne présentait pas de lésion appréciable à la palpation.

Examen histologique du cœur. — Divers fragments de myocarde ont été durcis suivant la méthode indiquée dans l'obs. précédente. Partout la dissociation segmentaire est extrêmement marquée, et constitue avec la dégénérescence pigmentaire perinucléaire, et avec l'augmentation de volume notable et les formes bizarres des noyaux, la seule lésion appréciable. Pas de trace de sclérose. En outre un certain nombre de fragments soumis à l'action de l'acide osmique à 1/100 pendant vingt-quatre heures n'ont pas permis de constater la moindre trace de dégénérescence graisseuse.

OBSERVATION IV

(Les détails de cette observation nous ont été fournis par nos amis MM. Lacroix et Bonnaud, internes des hôpitaux.)

Hernie inguinale engouée. Délire alcoolique. Mort rapide. Dissociation segmentaire généralisée du myocarde.

S... (Baptiste), 35 ans, garçon brasseur, entré à l'Hôtel-Dieu le 7 octobre 1889, salle Saint-Louis, n° 6, porteur d'une hernie inguinale engouée. Pas de renseignements sur les antécédents de ce malade. Au bout de deux jours, sous l'influence du repos et d'applications de cataplasmes, la réduction de la hernie s'effectua spontanément.

Dans la nuit du 9 au 10 octobre, le malade commença à présenter des symptômes de *delirium tremens* qui s'amendèrent pendant la journée du lendemain, mais la nuit suivante le délire revint avec plus de violence et le malade succomba.

L'autopsie fut incomplète. On ne trouva rien d'anormal dons la cavité abdominale. Nous cherchions alors à nous procurer un cœur sain, et le cœur qui paraissait macroscopiquement sain, nous fut apporté comme tel. Or l'examen histologique permit de constater une dissociation segmentaire extrêmement marquée et généralisée du myocarde. Les noyaux des cellules cardiaques étaient volumineux et présentaient les formes bizarres décrites par MM. Renaut et Durand. Le fuseau protoplasmique renfermait d'abondantes granulations pigmentaires. Il n'y avait pas de trace de lésion artérielle, ni de sclérose interstitielle. Pas de dégénérescence graisseuse, ni granulo-graisseuse. La striation des fibrilles musculaires était parfaitement nette.

Observation V

(Communiquée par M. le professeur Renaut)

Myocardite segmentaire sénile. Exagération du syndrôme cardiaque par la bronchite. Accidents d'anémie cérébrale symptomatiques simulant la paralysie variable.

Mme B..., 89 ans, santé antérieure exceptionnellement solide. La malade s'enrhume cependant tous les hivers depuis cinq ou six ans. Dans le courant de janvier 1889 le catarrhe hivernal ordinaire s'accroît progressivement.

Le 10 février la malade est examinée pour la première fois d'une façon complète. Dans la poitrine, signes physiques d'une bronchite diffuse, avec sifflets et rhonchus sonores disséminés dans toute la hauteur des deux poumons. Quelques râles d'œdème pulmonaire aux bases.

Le pouls, qui pendant l'automne précédent avait été exploré et trouvé légèrement sénile, normal en apparence, est devenu très irrégulier, multiforme. Les pulsations ont gardé leur ascension droite et leur amplitude, autant du moins qu'on en peut juger par l'exploration digitale : car le tracé sphygmographique n'a pas été pris. Le cœur est très arythmique, avec une matité rectangulaire type. La pointe bat dans le cinquième espace intercostal en dedans du mamelon; la matité s'arrête en dedans exactement le long du bord gauche du sternum. Il n'y avait au mois de novembre certainement pas de souffle médiocardiaque, et maintenant il existe.

Les jambes ont enflé subitement dans les premiers jours de février. L'œdème est un œdème vrai, modéré, remontant à peine jusqu'au 1/3 supérieur de la région prétibiale. Il s'efface par le repos de la nuit. L'urine est claire, de densité normale, et renferme une quantité faible d'albumine. Pas de tuméfaction du foie.

Comme traitement : on prescrit d'abord de la digitale à doses décroissantes pendant cinq jours, du lait écrémé et 500 grammes de vin de champagne par jour. Contre la bronchite on emploie la terpine à la dose de 0 gr. 25 centigrammes, prise en énazymes trois fois par jour.

Jusqu'au 1er mars, peu de changement; amélioration même de l'état général; toujours cependant il existe une grande arythmie du cœur et du pouls et l'oppression persiste. Mais l'œdème se restreint et les râles du poumon tendent à diminuer. Brusquement alors la malade est prise, dans la journée, d'anxiété, de vertige, de sensation de vide cérébral. Elle balbutie des mots sans suite : Une parésie fugitive du côté droit de la face et des membres se produit durant quelques minutes. Après quoi Mme B..., qui n'avait nullement d'ailleurs perdu connaissance, revient à l'état normal.

Cette attaque de paralysie variable n'a pas été la seule, elle fut suivie de deux autres à plusieurs jours d'intervalle dans le courant de mars. Chaque fois, la durée fut courte. On administra, à partir du 10, chaque jour une potion à la teinture de digitale renfermant de petites quantités d'ergot de seigle, et on insista sur le vin de Champagne. Le traitement de l'attaque fut toujours le même : Lavement purgatif, administration d'un peu d'élixir de la Grande-Chartreuse; retour pendant quelques jours à la digitale à doses décroissantes.

Une autre série d'attaques de vertige eut lieu dans le courant de mai. Cette fois ci, la malade conserva pendant plusieurs jours un état très singulier qui permit de localiser très exactement le point où s'effectuaient les arrêts temporaires de la circulation cérébrale. A l'état de veille, Mme B... éprouvait une hallucination toute particulière de l'audition mentale. Elle entendait chanter dans sa tête, très exactement, air et paroles, soit le *credo* de la liturgie, soit des chansons et romances de sa jeunesse. Nous devons spécifier qu'elle est très sensiblement sourde, depuis longtemps déjà, sans avoir jamais présenté rien de pareil du côté de l'ouïe. Une particularité digne de remarque, c'est que son hallucination lui fit entendre un chant dont elle dit avoir auparavant totalement oublié les paroles, qui lui furent ainsi remémorées tout à coup. On peut donc conclure que le siège exact des troubles de la circulation corticale était la première circonvolution temporo-sphénoïdale gauche, siège bien connu de la mémoire auditive verbale.

A la fin du mois de mai, le catarrhe bronchique ayant progressivement pris fin, tous les troubles cardiaques et circulatoires s'atténuèrent du même pas. L'œdème persiste à l'état d'œdème latent. L'arythmie devint peu appréciable; le souffle médiocardiaque disparut. La malade fut envoyée à la campagne, où elle a passé les mois de juin, juillet, août, septembre et octobre, menant la vie ordinaire d'une personne de son âge non atteinte d'infirmités, faisant des promenades, etc. Le tout sans oppression, sans fatigue, avec un état parfait de la nutrition et de la cérébration. De retour à Lyon, cet état se maintint parfaitement jusqu'aux premier jours de décembre. En ce moment (10 décembre), un rhume à son début vient de ramener l'oppression et l'arythmie, et la sensation cérébrale de vertige imminent. Mais l'œdème reste toujours latent, et le souffle médiocardiaque n'a pas reparu.

Observation VI

(Communiquée par M. le docteur P. Lacour.)

Tabagisme. Myocardite segmentaire : arythmie paroxystique.

M. C..., âgé de 71 ans, négociant, présente tous les attributs extérieurs d'une robuste constitution. A le voir, on ne lui donnerait pas plus de 60 ans. Il y a dans sa famille des asthmatiques et des goutteux. Lui-même a souffert de l'asthme des foins presque toutes les années entre 40 et 60 ans. Pendant longtemps aussi il a été sujet à des névralgies faciales. Depuis quelques années il présente des signes d'emphysème pulmonaire. Il a toujours été grand fumeur : les personnes de son entourage affirment qu'il a presque constamment le cigare à la bouche. Il y a quatre ans, étant en villégiature à Aix-les-Bains, il s'adonna encore plus complètement à son plaisir favori; un beau jour il fut pris d'accidents cérébraux que son médecin attribua à du tabagisme. Pendant une heure ou deux, il eut de l'obnubilation intellectuelle et une amnésie complète, puis tout rentra dans l'ordre.

Le 27 janvier 1889, à trois heures du matin, nous fûmes appelé auprès de M. C... Nous le trouvâmes en proie à des souffrances atroces et il nous raconta en gémissant ce qui s'était passé. Il avait diné sobrement à six heures du soir, avait passé paisiblement la soirée chez lui et s'était couché à dix heures. A onze heures et demie il avait été réveillé par une douleur assez vive, siégeant exactement au-dessous de l'appendice xiphoïde. Cette douleur d'abord supportable devint bientôt intolérable et c'est alors qu'il nous fit appeler. Lorsque nous arrivâmes auprès de M. C..., il semblait singulièrement angoissé, il gémissait, son corps était inondé d'une sueur froide, la face était pâle, la respiration n'était nullement gênée mais le pouls était très irrégulier. La douleur était exactement limitée à l'épigastre et ne s'irradiait dans aucun sens. La pression l'augmentait un peu. Le ventre était souple et ne présentait rien d'anormal. Au cœur les bruits étaient sourds et très irréguliers. Aux poumons rien d'anormal.

Nous fîmes à M. C..., une injection de un centigramme de morphine. Au bout d'une demi-heure, la douleur se calmait et il s'endormait paisiblement jusqu'au matin. Nous le vîmes le soir, il était absolument bien portant, avait vaqué à ses affaires toute la journée et avait mangé avec appétit. Le pouls était redevenu parfaitement régulier. Nous examinâmes le cœur avec soin et nous constatâmes qu'il était impossible de déterminer le lieu où battait la pointe, le rythme des bruits n'était pas altéré, mais ceux-ci étaient sourds et lointains. Le lendemain nous fîmes examiner les urines de M. C.... Elles furent trouvées absolument normales. Nous conseillâmes au malade de fumer le moins possible et d'éviter les repas copieux, eau de Vichy, etc.

Dans la nuit du 2 au 3 février, nous sommes de nouveau appelé chez M. C..., et nous assistons à une reproduction exacte de la scène du 27 janvier; même douleur à l'épigastre sans irradiations, même début vers onze heures du soir, en dehors de toute cause appréciable, même retentissement sur l'organe central de la circulation (irrégularité). Nous faisons une injection de morphine, qui est suivie bientôt de l'apaisement de la douleur et d'un sommeil réparateur. Au réveil il ne reste de la crise que le souvenir.

Jusqu'au 5 avril, la santé de M. C... n'est pas troublée un seul instant. Ce jour-là, vers quatre heures de l'après-midi, la douleur à l'épigastre reparaît.

Vers dix heures, nous voyons M. C..., sa crise dure encore, mais elle a été moins violente que les précédentes, le pouls n'a pas présenté d'irrégularités. Injection de morphine suivie d'une bonne nuit.

Le 17 mai, violente crise au milieu de la nuit, la douleur a son siège ordinaire. Pouls très irrégulier. Injection de morphine qui ramène le calme.

21 mai. — Crise nocturne d'intensité moyenne.

24 mai. — Crise nocturne violente avec tous les caractères déjà signalés.

Devant l'intensité de ces crises et leur répétition de plus en plus fréquente, devant l'inquiétude croissante de la famille, nous proposons d'appeler en consultation M. le professeur Renaut. Après examen complet du malade, ce maître conclut à l'existence d'une névrose du pneumogastrique et d'une dégénérescence (dissociation segmentaire) du myocarde, le tout résultant de l'intoxication tabagique.

Nous convenons d'instituer le traitement suivant : interdiction absolue de fumer. Potion avec trente centigrammes de poudre de feuilles de digitale pendant cinq jours. Pendant la quinzaine qui suivra, prendre deux granules de digitaline par jour.

20 octobre. — Le malade va très bien, et n'a pas repris une seule crise depuis l'institution du traitement que nous venons d'indiquer.

Observation VII (personnelle)

Rhumatisme chronique. Léger emphysème pulmonaire. Myocardite segmentaire : œdème variable des membres inférieurs, asystolie arythmique sans œdème.

Mme B... (Catherine), 61 ans, brodeuse sur or, hospice du Perron, salle Sainte-Marguerite, no 23, service de M. le professeur Renaut.

Antécédents héréditaires. — Père vivant, 86 ans, atteint d'insuffisance mitrale due à une endocardite déformante. Mère morte à 74 ans d'une façon mal déterminée, après avoir eu quelques douleurs articulaires. Pas d'autres antécédents rhumatismaux, pas de goutte dans la famille, une sœur âgée de 53 ans, bien portante.

Antécédents personnels. — Rougeole à 3 ans, variole à 5 ans ; mariée à 28 ans, la malade n'a pas eu d'enfant. A 32 ans, elle se fit une fracture de la cuisse gauche et à la suite de cet accident eut une fausse couche. C'est à partir de ce moment que sa santé, jusqu'alors parfaite, a été ébranlée.

Vers 33 ans, survinrent des migraines fréquentes qui durèrent jusqu'à la ménopause. En même temps, troubles digestifs variés ; bizarreries de l'appétit, dyspepsie, douleurs gastralgiques, vomissements, ballonnement du ventre, qui existent encore actuellement de temps à autre, mais moins marqués qu'au début. A la même époque la malade s'est fait une deuxième fracture de cuisse, et dernièrement (janvier 1888) une troisième qui ne s'est pas consolidée, et ne permet la marche qu'à l'aide d'un appareil prothétique et d'une canne. De 38 à 40 ans névralgie intercostale gauche violente et rebelle.

A 43 ans, ménopause. A ce moment commence à se développer l'obésité, et il survient des douleurs articulaires avec gonflement et rougeur d'abord limitées aux doigts, mais qui ensuite ont atteint les grandes articulations.

La malade ne peut préciser exactement la date de l'apparition chez elle de l'oppression et des palpitations. Ces symptômes paraissent exister depuis dix ans environ, c'est-à-dire depuis l'âge de 50 ans. Peu après leur apparition la malade eut une bronchite capillaire qui dura six semaines.

A partir de ce moment les palpitations devinrent plus fréquentes, bien que l'oppression n'eût pas augmenté. Néanmoins la santé fut relativement bonne encore pendant cinq ans, puis progressivement survinrent une dyspnée intense, des battements de cœur violents, de l'œdème des membres inférieurs, qui obligèrent la malade à entrer à l'Hôtel-Dieu, où elle fit plusieurs séjours. Le traitement consista surtout en digitale, caféine, ergotine, champagne, etc.

Le 17 novembre 1887, elle entrait au Perron, quinze jours après sa sortie de l'Hôtel-Dieu.

Elle avoue avoir bu pendant deux ans régulièrement un petit verre d'arquebuse tous les matins à jeun.

En novembre 1888 son état était le suivant : un peu d'obésité. Teint pâle. Au cœur il est difficile de déterminer le lieu où bat la pointe à cause de la faiblesse des battements et de l'embonpoint de la malade. La percussion donne une matité précordiale quadrilatérale, un peu accrue dans le sens transversal. Les bruits du cœur sont sourds, précipités. A la pointe souffle doux très léger, rien à la base. Pouls très petit et très irrégulier. Pas d'œdème des jambes. Rien d'anormal aux poumons.

Le creux épigastrique, toute la région hépatique, et particulièrement le point vésiculaire sont douloureux à la pression. La malade a éprouvé souvent au niveau du foie des douleurs spontanées vives, s'irradiant vers l'épaule, arrivant après les repas et durant deux ou trois heures. Jamais d'ictère. Actuellement le foie paraît un peu augmenté de volume.

Actuellement aussi la pression sur le rein droit est un peu douloureuse, pas du tout sur le rein gauche. Il paraît y avoir eu antérieurement quelques crises néphrétiques : les urines renferment souvent du sable, et la malade a saisi une fois au niveau de son méat urinaire un petit calcul. Urines actuellement normales.

Troubles digestifs signalés dans les antécédents.

La malade est continuellement oppressée, elle peut à peine marcher, a de la peine à dormir, étant obligée de rester assise sur son lit pour ne pas étouffer. A la moindre fatigue, à la moindre émotion surviennent des accès de dyspnée très violents qui durent deux ou trois heures et pendant lesquels le pouls est filiforme et très accéléré (150-160). On ne constate du reste pendant ces accès aucun symptôme du côté des poumons, ni cyanose de la face.

Mai 1889. — Au cœur, impossible de trouver la situation de la pointe.

La matité précordiale ne parait pas augmentée d'étendue. A l'auscultation pas de souffle. Battements du cœur extrêmement irréguliers. Pouls petit (100). Pas d'athérôme périphérique. Aux poumons signes d'emphysème léger ; pas de catarrhe. Mêmes sensations douloureuses au niveau du foie et du creux épigastrique. Pas de tuméfaction du foie. Anorexie. La digestion, d'après la malade, détermine un redoublement de l'oppression et des douleurs épigastriques. Même à jeun, elle éprouve dans les flancs et à l'épigastre des crampes et une sensation de torsion. Nausées fréquentes. Soif vive. Constipation habituelle. Hémorrhoïdes. Insomnie habituelle due à des douleurs dans les membres inférieurs et à la dyspnée. Urines normales.

4 juin. — L'état de la malade s'est un peu aggravé depuis deux jours. Deux suppositoires à la caféine de 0 g. 25 chacun n'ont produit aucun effet ; deux infusions de poudre de feuilles de digitale de 0 g. 30 chacune sont vomies. A six heures du soir, la malade est prise d'anxiété extrême, de malaise général, de dyspnée intense, de nausées continuelles, avec sensation de mort imminente et céphalée violente. Pouls très petit, filiforme (160), extrémités froides, pas d'œdème des membres inférieurs. Rien d'anormal aux poumons. On fait deux injections sous-cutanées de 0 g. 25 de caféine, on donne thé au rhum, chartreuse, acétate d'ammoniaque 4 g. A sept heures et demie, deux autres injections semblables de caféine. Le pouls se relève un peu. A neuf heures, la malade se trouve mieux, le pouls est plus fort, l'oppression et l'anxiété ont beaucoup diminué.

7 juillet. — Crise analogue à celle du 4 juin. Pas d'œdème. Rien du côté des poumons.

12 octobre. — Etat stationnaire. Série d'améliorations et d'aggravations passagères. La malade est presque constamment en proie à une vive dyspnée sans symptômes stéthoscopiques du côté des poumons. Plusieurs fois par jour, elle éprouve des accès de palpitations qui disparaissent et reviennent sans cause appréciable. Aujourd'hui elle se plaint d'éprouver une vive douleur au niveau du foie qui est très légèrement tuméfié. Rien aux poumons.

Au niveau de la région précordiale on sent vaguement le choc du cœur sur une large étendue, mais il est impossible de localiser le choc de la pointe.

Pas d'augmentation de la matité précordiale. Arythmie toujours très marquée. Bruits du cœur sourds, pas de souffle. Pouls (160 à 170), petit, mais possédant néanmoins une certaine tension. Irrégularités, mais pas d'intermittences vraies. Pas d'œdème. Pas d'albuminurie.

Observation VIII (personnelle)

Catarrhe pulmonaire chronique. Obésité légère. Myocardite segmentaire : Asystolie arythmique, œdème latent.

L..., 74 ans, débitante de boissons, hospice du Perron, salle Sainte-Marguerite, n° 6, service de M. le professeur Renaut.

Père mort à 33 ans de pneumonie, mère morte hydropique à 62 ans. Pas d'antécédents personnels. Alcoolisme nié. Cataracte opérée en 1880. En 1883, la malade entre au Perron pour sa vue et pour des douleurs rhumatismales vagues. Elle n'a jamais eu de rhumatisme articulaire aigu. Un peu d'obésité.

En novembre 1888, on note : Douleurs vagues dans les reins, les épaules, les jambes, céphalalgies fréquentes, hyperesthésie cutanée très marquée. Palpitations de cœur fréquentes, bruits du cœur sourds, pas de souffle. Un peu de tachycardie. Pouls à 95. Quelques râles muqueux aux deux bases pulmonaires. Pas d'albuminurie.

Au commencement de décembre la malade eut une bronchite assez intense avec dyspnée assez vive et état fébrile oscillant de 38° à 40°. En même temps le pouls était petit, rapide, irrégulier. Guérison au bout de trois semaines.

Dans la nuit du 2 octobre 1889, la malade fut prise brusquement d'un accès d'arythmie cardiaque avec dyspnée violente, douleur et angoisse précordiale. On lui fit des injections sous-cutanées de caféine qui amenèrent une légère amélioration. Toutefois le lendemain matin l'arythmie était encore très accentuée : très grandes irrégularités avec nombreuses pulsations avortées. Bruits du cœur sourds, pas de souffle, choc de la pointe impossible à sentir. Le simple contact du stéthoscope sur la région précordiale produisant, au dire de la malade, une vive douleur. Pas de tuméfaction du foie. Quelques râles muqueux aux bases pulmonaires. On donne de la digitale à doses décroissantes.

Le 12 octobre, on note que l'état de la malade s'est notablement amélioré. La sensation d'angoisse, la dyspnée ont disparu, l'arythmie persiste mais à un moindre degré. La matité précordiale paraît être d'étendue à peu près normale, on sent vaguement le choc de la pointe au niveau du 5e espace au-dessous et en dedans du mamelon. Pas de souffle. Pas d'athérome périphérique.

Pas d'albuminurie.

Rien aux poumons.

Léger œdème latent autour des malléoles.

Observation IX (personnelle)

Sénilité. Léger emphysème pulmonaire. Myocardite segmentaire : arythmie, œdème transitoire des membres inférieurs

T... (A.), 81 ans, tisseur, hospice du Perron, salle Saint-Paul, n° 15, service de M. le professeur Renaut.

Antécédents héréditaires mal connus. Un grand nombre de frères ou de sœurs morts en bas âge. Le malade a eu dans son enfance la variole et la rougeole, mais depuis n'a eu absolument aucune autre maladie. Il est entré au Perron à l'âge de 73 ans, surtout pour vieillesse et incapacité de travail. Le seul incident à noter pendant son séjour à l'hospice est le suivant : En décembre 1887, une hernie inguinale gauche dont il était porteur depuis 40 ans s'étrangla. Kélotomie, guérison au bout de 15 jours. Mais à la suite de cet accident, il eut pendant un mois environ de l'œdème des membres inférieurs qui remontait jusqu'aux genoux. Cet œdème disparut petit à petit et depuis lors ne s'est jamais reproduit. Plusieurs fois, surtout en hiver, le malade a eu des bronchites qui n'ont jamais été très graves.

Etat actuel (juin 1889). — Le malade va bien. Il est un peu oppressé mais peut cependant plusieurs fois par jour monter sans fatigue deux étages.

Pas d'œdème des membres inférieurs. Pas de troubles digestifs, ni de troubles du côté des voies urinaires.

Aux poumons, signes d'emphysème peu marqué. Pas de catarrhe. Rien d'anormal du côté du foie.

Au cœur, la pointe bat faiblement dans le 5e espace intercostal en dedans du mamelon, la matité précordiale est d'étendue normale, pas de thrill. Les bruits du cœur sont sourds, pas de souffle, arythmie très marquée. Palpitations rares. Un peu d'athérôme périphérique. Pouls fort ample, inégal, irrégulier et intermittent. Urines normales. (En décembre 1888, à l'occasion d'une bronchite, elles ont renfermé de l'albumine).

28 octobre 1889. — Rien de nouveau à noter. Un peu d'emphysème pulmonaire avec léger catarrhe : quelques râles muqueux aux bases, râles sonores disséminés. Rien du côté du foie. Pas d'œdème latent. Au cœur on sent un choc précordial vague, mais il est impossible de préciser le lieu où bat la pointe. Pas d'albuminurie.

Observation X (personnelle)

Sénilité. — Ramollissement cérébral. — Myocardite segmentaire : Arythmie.— Œdème des membres inférieurs.— Broncho-pneumonie.

T... (Jean-Baptiste), 75 ans, ancien gardien de la paix, hospice du Perron, salle Saint-Lazare, n° 18, service de M. le professeur Renaut.

Pas d'antécédents héréditaires à noter. Le malade était autrefois d'une très robuste constitution. On ne trouve pas chez lui d'autres antécédents que plusieurs blennorhagies et un peu d'alcoolisme. Entré au Perron en 1885 pour sénilité, il fut pris, il y a deux ans environ, pendant qu'il jouait aux cartes avec ses voisins, d'une attaque sans perte complète de connaissance à la suite de laquelle s'établit une hémiplégie droite avec aphasie incomplète. Actuellement le côté hémiplégié présente des contractures.

Depuis un an à peu près, le malade a de l'œdème des membres inférieurs des deux côtés. Au commencement de l'année 1889 il ne présentait pas de symptômes notables du côté des viscères. Pas de troubles digestifs, ni de troubles urinaires. Rien aux poumons. Du côté du cœur, pas d'hypertrophie, pas de souffle, ni d'arythmie.

Le 10 août 1889, à un nouvel examen du malade, on constate que les bruits du cœur sont très sourds, mais qu'il n'existe pas de souffle. Arythmie très marquée, intermittences vraies et fausses. Pas d'hypertrophie du cœur, matité précordiale normale, choc de la pointe faible dans le cinquième espace sur la ligne mamelonnaire. Œdème des deux membres inférieurs remontant jusqu'aux genoux, aussi marqué sur le membre sain que sur le membre paralysé. Rien du côté du foie.

Aux poumons, pas d'emphysème, râles d'œdème à la base gauche. Pas d'albuminurie. Athérôme périphérique.

10 octobre 1889. — Depuis une huitaine de jours le malade éprouve une assez vive douleur au niveau de la région hépatique, douleur provoquée par les mouvements respiratoires et par la pression. Cependant le foie n'est pas sensiblement augmenté de volume et ne dépasse pas le rebord des fausses côtes. L'œdème des membres inférieurs disparaît lorsque le malade reste au lit. Les autres symptômes sont les mêmes que précédemment. Le pouls est ample, très irrégulier, et la forme de son irrégularité varie à chaque instant, si bien que deux tracés sphygmographiques consécutifs ne se ressemblent pas. Il bat 80 par minute environ. Le nombre des battements du cœur est le même.

17 octobre. — Le malade est très affaibli ; il reste au lit, ne mange et boit presque rien, tousse peu. Le pouls, jusqu'à maintenant très ample, s'est notablement affaibli ; il est petit et dépressible, toujours très arythmique. Les bruits du cœur sont extrêmement sourds.

A l'auscultation des poumons, on trouve, aux deux bases, des râles sonores et humides, en certains points de fins râles sous-crépitants, et en d'autres une respiration légèrement soufflante.

Anorexie, langue sèche, noirâtre, constipation. Fièvre modérée : 38°. L'urine donne avec l'acide nitrique un précipité de nitrate d'urée. Pas d'albuminurie.

Potion de Todd avec vingt gouttes de teinture de digitale. Thé au rhum.

25 octobre. — Amélioration notable du côté des poumons et des voies digestives. Cependant le malade est encore très faible, le pouls reste mou, l'arythmie persiste.

Observation XI (personnelle)

Catarrhe et emphysème pulmonaire. — Sénilité. — Cancer de l'estomac? Myocardite segmentaire : Lipothymies, arythmie, pas de souffle. — Œdème latent.

N... (Marguerite), 69 ans, dévideuse, hospice du Perron, salle Sainte-Clotilde, n° 3, service de M. le professeur Renaut.

Malade ne présentant rien à relever dans ses antécédents. Entrée au Perron en 1886, pour catarrhe et emphysème, dont le début remontait à quelques années. A son entrée, elle n'avait rien au cœur et pas d'albuminurie.

12 octobre 1889. — Depuis un mois environ, la malade a pris, à plusieurs reprises, des lipothymies ; elle présentait en même temps au cœur une arythmie très marquée.

Elle a un aspect complètement sénile ; est dans un état d'amaigrissement considérable qui date déjà de plusieurs années. Les téguments sont très pâles.

Elle se plaint de vomir depuis plusieurs jours tout ce qu'elle prend, et elle aurait eu des vomissements marc de café. Douleur vive, spontanée et à la pression au niveau du creux épigastrique et des hypochondres, occupant aussi la région précordiale. Pas de dilatation de l'estomac, pas de tumeur appréciable à la palpation, pas de ballonnement du ventre, ni de constipation.

La dyspnée est assez vive. Le thorax est globuleux ; l'auscultation fait reconnaître les symptômes de l'emphysème, sans catarrhe actuel. Pas de râles.

Le cœur n'est pas hypertrophié, la matité précordiale est petite et la pointe bat faiblement dans le cinquième espace, en dedans et au-dessous du mamelon.

Aujourd'hui, au moment de l'examen, les battements du cœur sont réguliers, mais ils ont été extrêmement irréguliers les jours précédents, comme en font foi plusieurs tracés sphygmographiques. Cette arythmie était très variable d'un instant à l'autre et entrecoupée par des périodes de courte durée, où reparaissait le rythme normal. Les bruits du cœur sont sourds, mais non soufflants. Pas d'athérôme périphérique.

Pas d'albuminurie.

26 octobre. — Pas d'albuminurie. Léger œdème latent.

Observation XII (personnelle)

Sénilité. — Ramollissement cérébral ancien. — Myocardite segmentaire : Arythmie, impureté du premier bruit. — Albuminurie légère.

B..., 83 ans, tisseuse, hospice du Perron, salle Sainte-Marguerite, n° 26, service de M. le professeur Renaut.

Rien à relever dans les antécédents. A l'âge de 74 ans, la malade tombe brusquement, sans perdre connaissance, et depuis lors elle est paralysée du côté gauche. Elle entre au Perron en 1880.

Actuellement, elle présente une hémiplégie vulgaire avec contractures. Elle est complètement démente. Son état général est assez bon. Rien d'anormal aux poumons, ni du côté des organes digestifs. Un peu d'athérôme périphérique.

Le choc de la pointe du cœur n'est pas perceptible. On ne peut délimiter la matité précordiale, la malade étant fortement incurvée du côté paralysé. Les bruits du cœur sont extrêmement sourds et très irréguliers. Le premier bruit à la pointe est impur, traîné.

Urines alcalines, non purulentes, renfermant un peu d'albumine.

Cette albuminurie n'existait pas il y a quelques mois.

Pas d'œdème des membres inférieurs.

Observation XIII (personnelle)

Sénilité. — Léger emphysème pulmonaire. — Myocardite segmentaire : arythmie, pas de souffle. — Œdème latent des membres inférieurs. — Albuminurie légère.

M. (Marie), 76 ans, tisseuse, hospice du Perron, salle Sainte-Anne, n° 10. Service de M. le professeur Renaut.

Peu de chose à noter dans les antécédents. Bonne santé habituelle. Jamais de rhumatisme, ni de maladies fébriles. La malade n'accuse que de violentes migraines, quelques troubles du côté de l'estomac et surtout des palpitations de cœur auxquelles elle a été sujette toute sa vie. Depuis six ans, ces palpitations ont changé de caractère ; elles sont devenues beaucoup plus fréquentes, plus intenses, en même temps que la malade commençait à être oppressée et voyait ses jambes s'œdématier. Après plusieurs séjours à l'Hôtel-Dieu, elle entrait au Perron en 1887.

Etat de la malade en juin 1889 : Malade maigre.

Elle se plaint toujours de son oppression, qui est continuelle et s'exagère par les efforts. Pas de toux, ni d'expectoration, et rien d'anormal aux poumons, sauf des signes d'emphysème peu marqué.

Rien du côté du foie. Pas de troubles digestifs.

Du côté du cœur on constate que la pointe bat dans le sixième espace intercostal, à deux travers de doigts en dehors de la ligne mamelonnaire. Pas de thrill. Pas d'hypertrophie, malgré le siège anormal du choc de la pointe ; la matité précordiale est de forme quadrilatérale, d'une étendue de trois à quatre travers de doigts sur les différents côtés ; elle est un peu déjetée en dehors, où elle dépasse de deux travers de doigts environ la ligne mamelonnaire. A l'auscultation on ne constate pas de souffle, mais une arythmie extrêmement marquée. Le pouls traduit cette arythmie, et montre des pulsations inégales, des pulsations avortées et des intermittences fausses. Un peu d'athérôme périphérique.

Pas d'œdème des membres inférieurs.

Albuminurie légère.

31 octobre. — La malade se plaint d'une sensation de constriction à la base du thorax : de là, part une irradiation douloureuse qui remonte jusqu'à la gorge.

Quelques râles d'œdème à la base du poumon gauche.

Léger œdème des membres inférieurs.

Rien du côté du foie.

Arythmie toujours très grande. Pouls : 88.

Traces d'albumine dans les urines.

Observation XIV (personnelle)

Sénilité. — Myocardite segmentaire : Arythmie, impureté du premier bruit. — Œdème latent.

A... (Marie), 82 ans, ouvrière en soie, hospice du Perron, salle Sainte-Anne, n° 30, service de M. le professeur Renaut.

Rien à noter dans les antécédents. Cette femme légèrement démente présente un état général assez bon. A l'examen des organes on constate les symptômes suivants, négatifs pour la plupart : rien d'anormal du côté des poumons, pas d'emphysème ; rien non plus du côté des voies digestives et du foie,

Pas d'albuminurie.

Au cœur, on ne sent pas le choc de la pointe, la matité précordiale est normale. Le premier bruit à la pointe est sourd, prolongé, légèrement soufflant. A la base, bruits sourds, pas de souffle ; un peu d'arythmie. Athérome périphérique peu marqué. Léger œdème latent prétibial.

Observation XV (personnelle)

Ramollissement cérébral. — Myocardite segmentaire : Arythmie. — Impureté du premier bruit. — Œdème latent.

D.... 70 ans, marchande de parapluies, hospice du Perron, salle Sainte-Clotilde, n° 5, service de M. le professeur Renaut.

Cette malade est une hémiplégique dans les antécédents de laquelle on ne relève rien d'intéressant. Elle est paralysée depuis deux ans du côté droit, est complètement aphasique, et a subi un affaiblissement notable de la mémoire et de l'intelligence.

Du côté du cœur, elle présente une arythmie très marquée. Pas d'hypertrophie. La matité précordiale est d'étendue normale.

Le premier bruit du cœur est impur et traîné, mais non véritablement soufflant. Pas d'athérome périphérique.

Rien à noter du côté des poumons ni du côté du foie.

Pas d'albuminurie.

Œdème latent prétibial.

OBSERVATION XVI (personnelle)

Sénilité. Emphysème pulmonaire. Myocardite segmentaire : arythmie. Impureté du premier bruit. Œdème latent. Albuminurie épisodique.

T... (Jean-François), 80 ans, hospice du Perron, salle Saint-Emile, n° 19. Service de M. le professeur Renaut.

Rien à noter dans les antécédents héréditaires. Le malade à fait 26 ans de service militaire : il a eu pendant ce temps quelques accès de fièvre paludéenne, une dysenterie légère, le choléra.

Fracture de cuisse en 1869, ayant laissé de la claudication.

Excès alcooliques notables. Pas de syphilis.

Du côté des poumons, il présente des signes d'emphysème sans catarrhe actuellement.

Au cœur matité précordiale intramamelonnaire, carrée, d'étendue normale. On ne sent pas le choc de la pointe. Le premier bruit est sourd, traînant, presque soufflant. Arythmie légère. Athérôme périphérique.

La région hépatique n'est pas douloureuse à la pression, et le foie ne déborde pas les fausses côtes. Pas de troubles digestifs.

Œdème latent des membres inférieurs remontant jusqu'au milieu de la jambe.

L'urine renfermait une petite quantité d'albumine au moment de l'entrée du malade à l'hospice il y a un mois. Actuellement, 31 octobre 1889, l'albuminurie a disparu.

OBSERVATION XVII (personnelle)

Emphysème pulmonaire avec catarrhe. Obésité légère. Myocardite segmentaire : arythmie, souffle systolique médiocardiaque, œdème latent.

V..., 75 ans, couturière, hospice du Perron, salle Sainte-Marguerite, n° 12. Service de M. le professeur Renaut.

Rien d'important à relever dans les antécédents. Cette femme a toujours eu une santé assez bonne. A 42 ans elle a eu la fièvre typhoïde et en même temps est survenue la ménopause. C'est à partir de ce moment que sa santé a été ébranlée. Depuis lors elle souffre de douleurs vagues, de douleurs articulaires dans les genoux et les doigts, mais sans rougeur ni gonflement et ces douleurs n'ont déterminé aucune déformation des articles. Autrefois maigre, elle est devenue un peu obèse, elle est facilement oppressée lorsqu'elle marche, lorsqu'elle monte les escaliers. Elle a eu plusieurs fois de l'œdème des malléoles. Souvent pendant la nuit elle est réveillée par une douleur vive dans la région précordiale, douleur qui l'enserre comme dans un étau, s'irradie quelquefois au bras gauche et est accompagnée d'une dyspnée assez accusée et d'une sensation de défaillance.

Etat de la malade en janvier 1889. — La région précordiale est douloureuse à la pression. On ne sent pas nettement le choc de la pointe. Au premier temps on entend à la pointe un souffle très léger à maximum médiocardiaque, se propageant peu. Le deuxième bruit est nettement frappé. Pas de bruit anormal à la base. Les battements cardiaques ont leur fréquence normale, mais on note des faux pas revenant irrégulièrement toutes les quatre ou cinq contractions environ. Le pouls radial est assez fort, les pulsations radiales ne sont pas équipotentielles, et il y a de nombreuses intermittences fausses.

Le creux épigastrique est un peu douloureux à la pression et la région hépatique est sensible lorsqu'on la percute. Le foie n'est pas sensiblement augmenté de volume.

La malade tousse fréquemment. On entend quelques râles muqueux aux deux bases pulmonaires.

Pas d'albuminurie.

Névralgies fréquentes, céphalalgie, hyperesthésie cutanée.

12 novembre 1889. — L'état de la malade est sensiblement le même. Elle se plaint toujours de douleurs épigastriques et précordiales et dans ces régions la sensibilité à la pression est notablement exagérée. La malade accuse aussi une oppression continue à exacerbations nocturnes. Elle ne peut rester couchée sur le dos, ni sur le côté gauche; elle ne peut supporter que le décubitus latéral droit, souvent même pendant la nuit elle est obligée de s'asseoir.

L'auscultation des poumons ne révèle que des signes d'emphysème peu marqués. Pas de râles humides. Pas de catarrhe actuellement. Rien de nouveau à noter du côté du cœur, sinon que le souffle médiocardiaque est extrêmement léger et paraît s'être atténué. Les battements sont assez réguliers : quelques faux pas très rares. Pouls assez fort battant 88 par minute. Pas d'athérôme périphérique. On ne sent pas le choc de la pointe du cœur, la matité précordiale est d'étendue normale. Rien à noter du côté du foie.

Œdème latent prétibial qui ne peut pas s'expliquer suffisamment par l'existence de varices très peu développées.

Pas d'albuminurie.

Observation XVIII (personnelle)

Ramollissement cérébral. — Glycosurie transitoire. — Myocardite segmentaire : Arythmie, souffle systolique médiocardiaque. — Œdème latent.

P... (Madeleine), 69 ans, couturière, hospice du Perron, salle Sainte-Marguerite, n° 8, service de M. le professeur Renaut.

Antécédents. — Père mort à 78 ans, après avoir été paralysé pendant cinq ou six ans ; mère morte à 77 ans : était très oppressée.

Deux frères morts âgés : avec de l'œdème des membres inférieurs.

Trois sœurs bien portantes. Pas d'autres antécédents personnels que la rougeole et la variole vers l'âge de 9 ou 10 ans. La malade a eu un enfant qui est mort à 49 ans, d'une affection du foie probablement.

Elle entre au Perron le 24 juillet 1889, pour une hémiplégie droite datant de trois ans, et qui est accompagnée actuellement de contractures et d'exagération des réflexes. Aphasie au début.

L'état général est assez bon. Pas de troubles digestifs. Pas de toux. Pas d'hypertrophie cardiaque : choc de la pointe faible dans le cinquième espace, matité précordiale quadrilatérale, intra-mamelonnaire, d'étendue normale. Souffle systolique très léger à la région médiocardiaque. Quelques pulsations avortées. Pas d'athérôme périphérique. Pouls légèrement arythmique, d'amplitude inégale, avec quelques intermittences fausses. — Rien à noter du côté des poumons, ni du côté du foie.

Pas d'albuminurie. Glycosurie.

14 octobre 1889. — Du côté du cœur, outre les symptômes déjà mentionnés, dédoublement du second temps.

Rien aux poumons, ni au foie.

Œdème latent prétibial. Pas d'albuminurie. La glycosurie a disparu.

Observation XIX (personnelle)

Rhumatisme chronique. — Obésité légère. — Myocardite segmentaire : Souffle systolique médiocardiaque. — Arythmie. — Albuminurie légère. — Œdème latent.

M..., 63 ans, tisseuse, hospice du Perron, salle Sainte-Marguerite, n° 13, service de M. le professeur Renaut.

Rien à noter dans les antécédents. Depuis l'âge de 50 ans cette femme souffre de temps en temps de douleurs articulaires peu intenses, qui ont laissé comme traces quelques nodosités d'Heberden, au niveau des doigts. Elle a souffert aussi récemment, pendant quelque temps, d'une névralgie sciatique. Depuis sept ou huit ans, elle a de l'oppression, qui est provoquée par les mouvements, la marche, les efforts, qui s'accompagne alors de palpitations de cœur et qui disparaît par le repos.

Cette malade est un peu obèse. Elle présente un peu d'hyperesthésie cutanée généralisée, mais la sensibilité est exagérée, surtout au niveau de la région précordiale. La pointe du cœur bat faiblement, d'une façon peu nette, dans le cinquième espace intercostal au-dessous et en dedans du mamelon. Pas de thrill. Matité précordiale normale.

A l'auscultation : Souffle systolique médiocardiaque très doux, très léger, en battement d'ailes, sans harmoniques surajoutés.

Pas de bruits anormaux à la base du cœur. Les battements sont réguliers. Pas de souffle tricuspidien.

Pouls assez fort. Pas d'athérôme périphérique.

Pression douloureuse au niveau du foie, qui ne présente cependant pas d'hypertrophie. Quelques râles d'œdème aux deux bases pulmonaires, plus nombreux à la base gauche. Pas d'emphysème.

Œdème latent prétibial remontant jusqu'au tiers supérieur de la jambe.

L'urine renferme une petite quantité d'albumine.

12 novembre 1889. — On constate aujourd'hui chez la malade un peu d'arythmie. Quelques faux pas du cœur se traduisant du côté du pouls par des intermittences fausses. Le pouls bat 84 par minute.

Observation XX (personnelle)

Sénilité. — Ramollissement cérébral. — Emphysème pulmonaire. — Myocardite segmentaire : Arythmie, souffle systolique médiocardiaque. — Albuminurie très légère. — Œdème latent variable.

G..., 82 ans, tisseur, hospice du Perron, salle Saint-Lazare, n° 19, service de M. le professeur Renaut.

Antécédents héréditaires sans importance.

Antécédents personnels. — Convulsions dans l'enfance ; rougeole à 13 ans. Vers l'âge de 13 ans, otite moyenne gauche, qui a produit une fistule mastoïdienne et déterminé la surdité de ce côté. Pas de syphilis, ni d'alcoolisme, ni de rhumatisme articulaire aigu.

Il y a deux ans, chute sans perte de connaissance, suivie d'une hémiplégie gauche incomplète. Entrée au Perron, le 26 novembre 1888.

On note à l'entrée du malade : Intégrité de la face. Hémiplégie complète du membre supérieur gauche, avec contracture incomplète du membre inférieur gauche avec légère trépidation épileptoïde. Pas de troubles de la sensibilité ni des organes des sens.

Arc sénile de la cornée très marqué. Léger tremblement sénile.

Cœur. Pas d'hypertrophie. La pointe bat faiblement et d'une façon peu distincte. — Bruits sourds, surtout le premier. Pas d'arythmie.

Poumons. — Sonorité exagérée. Respiration obscure, inspiration brève, humée, expiration prolongée, râles sonores ; quelques râles sous-crépitants aux deux bases.

Pas de troubles digestifs.

Les urines, de coloration normale, contiennent une petite quantité d'albumine, pas de pus.

Œdème malléolaire intermittent.

Janvier 1889. — On constate une légère hypertrophie de la prostate. Rétention d'urine alternant avec de l'incontinence. Pollakiurie.

11 juin 1889. — Etat stationnaire.

Cœur. — On sent un choc précordial faible dans le cinquième espace en dehors et au-dessus du mamelon. La matité précordiale est difficile à délimiter à cause de l'existence d'un tympanisme stomacal qui refoule le cœur en haut et en dehors. Bruits du cœur très sourds. Le premier à la pointe et à la région médio-cardiaque est légèrement soufflant (souffle très doux, sans harmoniques surajoutés, ne se propageant pas du côté de l'aisselle). Un peu d'arythmie. Athérome périphérique assez marqué.

Poumons. — Emphysème. Pas de râles actuellement.

Foie. — Rien à noter.

Pas d'œdème des membres inférieurs.

15 juin. — Quelques râles d'œdème à la base du poumon gauche.

1er juillet. — Etat général assez bon. Le malade peut marcher et aller jusque dans la cour tout seul.

28 août. — Urine purulente, acide, renfermant encore après filtration des traces d'albumine. Pas de rétention, ni d'incontinence.

15 octobre. — Etat stationnaire. Pouls assez régulier comme rythme, mais pulsations inégales : 80 par minute.

Urines. — Comme précédemment.

Observation XXI (personnelle)

Sénilité prématurée. Myocardite segmentaire : souffle systolique médio-cardiaque, arythmie, œdème latent

T... (Jeanne), 52 ans, journalière, hospice du Perron, salle Jouve, n° 7, service de M. le professeur Renaut.

Antécédents héréditaires. — Mère morte à 62 ans d'une maladie de cœur, père mort d'accident, treize frères tous morts jeunes, un autre mort à l'armée.— Antécédents personnels.— Bonne santé habituelle. Fièvres intermittentes du type tierce pendant quatre ans en Afrique. Prurigo essentiel dont la malade souffre depuis longtemps. Avant son entrée au Perron elle a eu les jambes enflées, ce symptôme n'a pas reparu depuis.

L'état de la malade est sensiblement le même actuellement (août 1889) qu'à son entrée à l'hospice il y a un an. Etat général bon. Aucun malaise notable. Elle se plaint seulement lorsqu'on attire son attention là-dessus d'être facilement oppressée lorsqu'elle marche vite, d'être très impressionnable et d'éprouver quelquefois des lipothymies à l'occasion d'une émotion. Pas de troubles digestifs.

Au cœur on ne sent pas nettement le choc de la pointe qui bat très faiblement dans le cinquième espace intercostal en dedans du mamelon. Pas de thrill. Matité précordiale d'étendue normale, de forme carrée, intramamelonnaire.

Dans la région de la pointe on entend un souffle systolique, doux, sans harmoniques surajoutés, dont le maximum est à la région médiocardiaque. Il ne se propage pas du côté de l'aisselle. Deuxième bruit normal. Rien à noter à la base du cœur. Pouls régulier, assez fort, lent. Pas d'athérôme périphérique.

Rien du côté des poumons, ni du côté du foie. Pas d'œdème des membres inférieurs. Urines normales.

15 octobre 1889. — Mêmes symptômes du côté du cœur. En outre un peu d'arythmie, quelques faux pas du cœur. Un peu de douleur à la pression au niveau de la région hépatique sans tuméfaction du foie.

Rien aux poumons et notamment absence d'emphysème.

Léger œdème latent prétibial. Pas d'albuminurie.

Observation XXII (personnelle)

Sénilité. — Tremblement sénile. — Léger emphysème pulmonaire. — Myocardite segmentaire : Arythmie, souffle systolique médiocardiaque. — Œdème des membres inférieurs. — Induration de l'aorte.

H..., 72 ans, tisseur, entré à l'hospice du Perron, salle Saint-Emile, n° 17, le 3 octobre 1889, service de M. le professeur Renaut.

Rien à relever dans les antécédents, sinon un ictère d'une durée d'un mois, il y a cinq ans. Alcoolisme nié. Ce malade présente un tremblement sénile des membres supérieurs, et un certain degré d'obésité.

Au cœur, la pointe bat faiblement dans le cinquième espace intercostal au-dessous et en dedans du mamelon. Pas de thrill. Matité précordiale un peu augmentée d'étendue dans le sens vertical, intramamelonnaire. A l'auscultation à la pointe, souffle systolique doux, sans harmoniques, à maximum médiocardiaque, ne se propageant pas du côté de l'aisselle. A la base on entend aussi un souffle qui est bref, un peu rude, de timbre différent de celui de la pointe ; ce souffle a son maximum au niveau de la troisième articulation chondro-sternale gauche et se propage dans la direction de l'aorte et des gros vaisseaux. Un peu d'arythmie. Les pulsations du pouls sont amples, inégales et entremêlées de quelques intermittences fausses. Athérôme périphérique peu marqué.

Aux poumons, signes d'emphysème léger. — Râles sonores disséminés ; quelques râles muqueux aux deux bases.

Rien à noter du côté du foie. Pas de troubles digestifs.

Œdème assez marqué des membres inférieurs.

Urines normales.

Observation XXIII (personnelle)

Sénilité. — Myocardite segmentaire : arythmie, souffle systolique médiocardiaque, œdème latent. — Induration de l'aorte

B... (Marie), 60 ans, domestique, hospice du Perron, salle Paul Jouve, n° 13, service de M. le professeur Renaut.

Antécédents héréditaires inconnus.

Antécédents personnels. — Scrofule dans l'enfance. Variole dans la jeunesse. Menstruation régulière. Ménopause à 40 ans. Pas mariée. Bonne santé habituelle.

Etat actuel (octobre 1889). — Etat général : bon. Pas de troubles digestifs. Pas d'hypertrophie cardiaque : la pointe bat dans le cinquième espace intercostal au-dessous et en dedans du mamelon. La matité précordiale est intramamelonnaire, de forme carrée, d'étendue normale. A la pointe, il existe un souffle systolique très doux, quoique assez intense à maximum très nettement médiocardiaque.

Au deuxième bruit est surajouté un claquement léger qui paraît être extracardiaque : il disparaît lorsqu'on fait asseoir la malade. On entend également un léger souffle systolique au foyer aortique. Quelques faux pas du cœur à intervalles assez éloignés. Pas d'athérôme périphérique.

Rien aux poumons. Pas d'emphysème.

Rien à noter du côté du foie.

Léger œdème latent prétibial.

Pas d'albuminurie.

Observation XXIV (personnelle)

Sénilité. Obésité. Myocardite segmentaire : arythmie, souffle systolique médiocardiaque. Induration de l'aorte

C..., 69 ans, marchande d'herbes, hospice du Perron, salle Sainte-Anne, n° 25, service de M. le professeur Renaut.

Pas d'antécédents à noter. Obésité. Depuis quatre ans environ la malade est oppressée. Elle ne se plaint d'aucun autre malaise. Pas de palpitations de cœur.

Au cœur la matité précordiale est légèrement augmentée d'étendue, se rapproche de la forme cylindroïde, et reste en dedans de la ligne mamelonnaire. La pointe bat faiblement, d'une façon peu distincte, dans le cinquième espace intercostal en dedans du mamelon. A la pointe on entend un souffle systolique doux très net, dont le maximum est à la région médiocardiaque, et qui ne se propage pas du côté de l'aisselle. A la base souffle léger d'induration aortique.

Pouls généralement régulier, mais présentant cependant de temps en temps quelques intermittences fausses, assez ample. Athérôme peu marqué.

Pas de tuméfaction ni de douleur à la pression au niveau du foie.

Pas de troubles digestifs.

Aux poumons quelques râles muqueux à la base gauche.

Pas d'emphysème.

Pas d'albuminurie.

Un peu d'œdème des membres inférieurs, coïncidant avec des varices très développées.

Observation XXV (personnelle)

Ostéites tuberculeuses anciennes. — Sénilité.— Myocardite segmentaire : Arythmie et souffle systolique médiocardiaque : œdème des membres inférieurs. — Induration de l'aorte.

M... (Louise), 69 ans, repasseuse, hospice du Perron, salle Sainte-Clotilde, n° 17, service de M. le professeur Renaut.

Le père de cette femme est mort subitement. Sa mère était oppressée. Elle-même a eu une très bonne santé jusqu'à il y a dix ans. A cette époque, elle commença à éprouver des douleurs dans les deux pieds; il survint du gonflement, puis plusieurs ulcérations, et des trajets fistuleux par lesquels sont sortis à plusieurs reprises des fragments d'os nécrosés. Depuis six mois environ la malade a de l'oppression. En janvier 1889, on avait noté qu'elle ne présentait rien d'anormal du côté des poumons, ni du cœur.

Actuellement (août 1889), elle est complètement impotente, ne peut pas se tenir debout. Les deux pieds sont notablement tuméfiés et présentent sur leurs parties latérales les orifices fistuleux que nous avons signalés.

La malade dit être très oppressée, surtout après avoir mangé. Après chaque repas, elle étouffe et éprouve une sensation de constriction à la base du thorax. Cela dure environ deux heures. Pas de vomissements, pas de douleurs gastralgiques.

Pas de palpitations de cœur, ni de lipothymies.

La pointe du cœur bat dans le cinquième espace, sur une assez large étendue et jusqu'à deux travers de doigt en dehors de la ligne mamelonnaire.

Pas de thrill. La matité précordiale est un peu agrandie dans le sens transversal ; elle dépasse un peu la ligne mamelonnaire en dehors et le bord gauche du sternum en dedans. Dans le sens longitudinal elle s'étend du troisième au cinquième espace intercostal. A l'auscultation on constate une arythmie très marquée, et, en outre, un souffle systolique dans la région médiocardiaque et à la pointe. Ce souffle est très léger, sans harmoniques surajoutés et se propage un peu du côté de l'aisselle. A la base existe un léger souffle systolique d'induration aortique. Pas de souffle tricuspidien.

Le pouls traduit l'arythmie : pulsations inégales, avortées, intermittences fausses. Le tracé sphygmographique donne une ascension brusque et verticale, suivie d'un plateau. Athérome périphérique peu marqué.

Rien aux poumons, pas d'emphysème. Rien du côté du foie.

Œdème des membres inférieurs remontant jusqu'aux genoux.

Pas d'albuminurie.

Observation XXVI (personnelle)

Paralysie agitante. — Myocardite segmentaire. — Souffle médiocardiaque. — Œdème des membres inférieurs. — Menaces d'asystolie.

A... (Louis); 66 ans, tailleur d'habits, hospice du Perron, salle Saint-Lazare, n° 12, service de M. le professeur Renaut.

Père mort à 73 ans, d'une attaque d'apoplexie foudroyante. Aucun autre antécédent à noter. Pas d'alcoolisme, de syphilis, de rhumatisme, etc.

Ce malade est atteint d'une paralysie agitante typique dont le début remonte à cinq ans environ. Il est noté dans les observations antérieures qu'il n'a présenté jusqu'à maintenant ni albuminurie, ni symptôme anormal du côté du cœur.

22 juillet 1889. — Le tremblement va toujours en augmentant, le malade ne peut plus le suspendre par sa volonté. Les forces diminuent, la marche est très difficile, la tendance à la rétropulsion et à la propulsion devient de plus en plus accentuée.

Il y a quelques jours, le malade a eu de l'embarras gastrique qui a disparu assez rapidement, mais a laissé un état de lassitude et de dépression très marqué.

Depuis une quinzaine de jours est survenu de l'œdème des membres inférieurs remontant jusqu'au milieu de la jambe.

Pas d'albuminurie.

Rien aux poumons.

Douleur vive spontanée et à la pression dans la région hépatique, un peu de tuméfaction du foie qui déborde légèrement les fausses côtes. Teinte subictérique des conjonctives.

Au cœur, matité précordiale normale de petite étendue, intramamelonnaire. On ne sent pas le choc de la pointe, pas de thrill. Souffle systolique doux, sons harmoniques surajoutés, à maximum médiocardiaque se propageant jusqu'à la pointe, mais non dans l'aisselle.

Rien du côté de la base du cœur. Pas d'arythmie. Il est impossible de se rendre compte de l'état du pouls à cause du tremblement violent et généralisé du malade.

10 août. — Le malade perd de plus en plus ses forces. Hier soir il a éprouvé une crise dyspnéique, une sorte d'accès de suffocation qui a duré quelques minutes. Pendant ce temps il est devenu violacé et ne pouvait, dit-il, tirer son souffle. (Digitaline).

10 octobre. — Etat à peu près stationnaire. Les accès de suffocation se sont reproduits à diverses reprises pendant une quinzaine de jours, puis ont disparu. La douleur hépatique a notablement diminué sans disparaître complètement.

Rien de nouveau du côté du cœur. Pas d'arythmie. Pas de toux. Rien aux poumons.

Œdème malléolaire.

Pas d'albuminurie.

Observation XXVII (personnelle)

Sénilité. — Myocardite segmentaire. — Souffle systolique médiocardiaque, tachycardie, œdème latent. — Induration de l'aorte.

L... (Jacques), 73 ans, maçon, hospice du Perron, salle Saint-Vincent-de-Paul, n° 10, service de M. le professeur Renaut.

Rien à noter dans les antécédents. Cet homme est au Perron depuis 1883 pour sénilité. Il se plaint de faiblesse des membres inférieurs, de douleurs vagues généralisées, d'un peu de toux et d'oppression. On constate actuellement (juillet 1889), à l'examen des divers organes, les symptômes suivants :

Cœur: — Pas d'hypertrophie. Matité précordiale de forme quadrilatérale, intra-mamelonnaire, d'étendue normale. On ne peut sentir le choc de la pointe. Pas de thrill. Bruits très sourds. A la pointe léger souffle systolique à maximum médiocardiaque, ne se propageant pas du côté de l'aisselle. A la base très léger souffle d'induration aortique. Pas d'arythmie.

Pouls fort et ample, assez rapide, régulier. Artères radiales non athéromateuses.

Rien du côté du foie.

Rien aux poumons. Pas d'emphysème.

Pas d'œdème des membres inférieurs.

29 octobre 1889. — Mêmes symptômes du côté du cœur. Rien aux poumons. Région hépatique un peu douloureuse à la pression, pas de tuméfaction du foie. Léger œdème latent prétibial. Pas d'albuminurie.

12 novembre. — Pouls régulier, fort, ample, rapide, battant 138 par minute, après quelques pas de marche seulement.

Observation XXVIII (personnelle)

Obésité. — Ramollissement cérébral.— Myocardite segmentaire : Souffle systolique médiocardiaque. — Arythmie très légère. Œdème latent.

T... (Jeanne), 63 ans, hospice du Perron, salle Sainte-Clotilde, n° 29, service de M. le professeur Renaut.

Rien à noter dans les antécédents héréditaires, du reste assez mal connus. Comme antécédents personnels, une fluxion de poitrine à l'âge de 11 ans, palpitations de cœur datant de la jeunesse et quelquefois accompagnées de syncope. La malade entra au Perron en 1885 pour une cécité complète survenue à la suite d'accidents oculaires de longue durée, difficiles à préciser actuellement.

En septembre 1888 elle a été atteinte de ramollissement cérébral qui a déterminé une hémiplégie gauche persistante avec dégénérescence secondaire.

Actuellement, la malade est assez obèse et présente un aspect sénile très marqué. Néanmoins, son état général est assez bon. Aucun trouble digestif. Le cœur ne paraît pas hypertrophié. On ne sent pas la pointe et il est difficile de déterminer d'une façon bien exacte la matité précordiale à cause de l'obésité de la malade et surtout de l'incurvation de son thorax du côté hémiplégié. A la région médiocardiaque on entend un souffle très doux, sans harmoniques surajoutés. On ne l'entend que sur une étendue très limitée, il n'est pas modifié par la respiration ni par les changements de position.

Rien à noter à la pointe ni à la base. Pas d'athérôme périphérique. Pouls assez ample, légèrement inégal, sans intermittences fausses.

Rien du côté des poumons ; pas d'emphysème : ni du côté du foie.

Pas d'albuminurie.

28 octobre. — La malade a toujours des palpitations de cœur fréquentes, mais de peu de durée.

Quelques râles d'œdème à la base du poumon gauche.

Œdème latent prétibial.

Pas d'albuminurie.

Observation XXIX (personnelle)

Ancien ulcère de l'estomac. — Sénilité. — Myocardite segmentaire. — Souffle systolique médiocardiaque. — Arythmie légère.

B... (Claudine), 66 ans, ouvrière en soie, hospice du Perron, salle Paul Jouve, n° 19, service de M. le professeur Renaut.

Rien à noter dans les antécédents héréditaires. La malade souffre depuis quinze ans de troubles gastriques qui paraissent devoir être attribués à un ancien ulcère de l'estomac. Pas d'autre antécédent personnel.

Rien à noter du côté des poumons ni du côté du foie.

Au cœur, pas d'hypertrophie, pas de thrill. Souffle systolique doux médiocardiaque. Pas d'arythmie.

Athérôme radial. Le pouls est régulier, ample. Le tracé sphygmographique montre que les pulsations parfaitement régulières comme rythme sont un peu inégales comme amplitude.

Urines tout à fait normales.

Pas d'œdème des membres inférieurs.

Observation XXX (personnelle)

Sénilité. Myocardite segmentaire : souffle médiocardiaque, arythmie très légère

B... (Félicie), 64 ans, tisseuse, hospice du Perron, salle Sainte-Anne, n° 26, service de M. le professeur Renaut.

Antécédents héréditaires mal connus. Depuis son enfance, cette femme a toujours souffert de misère et de privation. Elle a travaillé dans les mines dans sa jeunesse, puis s'est mariée avec un alcoolique, qu'elle dut quitter pour échapper aux mauvais traitements. Elle exerça ensuite la profession de tisseuse. Elle n'a jamais eu de maladie bien déterminée, n'est ni alcoolique, ni syphilitique, mais depuis longtemps déjà elle souffre de faiblesse générale, d'anorexie, de dyspepsie avec douleurs gastralgiques, de douleurs vagues dans les membres, quelquefois de douleurs en ceinture, de céphalalgie fréquente.

Ce sont les malaises qu'elle accusait à son entrée au Perron en novembre 1887. On ne constatait aucun trouble du côté du système nerveux, ni du côté des poumons. Il existait au cœur un léger souffle systolique de la pointe.

3 juin 1889. — Cœur non hypertrophié. La pointe bat dans le cinquième espace en dedans du mamelon. Pas de thrill. Matité précordiale légèrement augmentée d'étendue, intramamelonnaire, de forme quadrilatérale. A l'auscultation on entend un souffle systolique doux et léger à la pointe, ne se propageant pas vers l'aisselle, mais ayant son maximum dans la région médiocardiaque. Bruits normaux à la base. Pas d'arythmie.

Léger athérôme périphérique. Pouls très ample, légèrement bondissant, régulier, mais d'amplitude inégale. Pas de souffle dans les vaisseaux du cou.

Rien aux poumons : pas d'emphysème.

Rien du côté du foie.

Pas d'albuminurie. Pas d'œdème des membres inférieurs.

La malade présente un teint jaunâtre généralisé. Elle éprouve quelques palpitations de cœur de temps en temps. Elle n'est pas habituellement oppressée, mais a cependant de la peine à monter les escaliers.

12 novembre. — Rien de nouveau à noter.

Pas d'albuminurie. Pas d'œdème latent. Pouls fort, ample, battant 82 par minute.

Observation XXXI (personnelle)

Démence sénile. — Emphysème pulmonaire. — Myocardite segmentaire. Souffle systolique médiocardiaque. — Arythmie légère. — Œdème latent. — Induration aortique.

P... (Pierre), 68 ans, tisseur, hospice du Perron, salle Saint-Lazare, nº 27.

Rien d'important à relever dans les antécédents. Du reste, le malade, atteint de démence sénile, ne peut donner que des renseignements très incomplets et peu précis.

Du côté des organes, on note en janvier 1889 :

Cœur. — Pas d'hypertrophie. — La pointe bat faiblement dans le cinquième espace intercostal au-dessous et en dedans du mamelon.

A la pointe on entend un léger souffle systolique doux, sans harmoniques surajoutés, dont le maximum est à la région médiocardiaque, se propageant peu du côté de la pointe.

Le deuxième bruit est sourd. A la base les deux bruits sont sourds.

Poumons. — Emphysème. Râles sonores disséminés, râles muqueux aux deux bases.

Œdème malléolaire assez prononcé. Varices.

Pas de troubles digestifs.

Urines normales.

7 août 1889. — Etat général excellent. Le malade dit n'être pas oppressé, ne se plaint d'aucun malaise.

Emphysème très marqué. Pas de râles actuellement.

Au cœur on ne sent pas la pointe. La matité précordiale est normale. Les bruits sont sourds. Persistance du souffle déjà signalé. Léger souffle d'induration à l'orifice aortique.

Rien du côté du foie.

Léger œdème des membres inférieurs coexistant avec des varices très développées.

Pas d'albuminurie.

15 octobre. — Pas d'albuminurie. — Quelques râles muqueux aux deux bases pulmonaires. Rien du côté du foie.

Rien de nouveau à signaler du côté du cœur. Le pouls est fort, régulier comme rythme, mais un peu inégal. Il bat 84 par minute.

Pas d'athérôme périphérique.

Observation XXXII (personnelle)

Ramollissement cérébral. — Léger emphysème pulmonaire. — Myocardite segmentaire : Souffle systolique médiocardiaque. — Œdème des membres inférieurs.

M..., 62 ans, ancien militaire, hospice du Perron, salle Saint-Lazare n° 15, service de M. le professeur Renaut.

Ce malade est atteint d'hémiplégie droite avec aphasie.

Il est entré au Perron en décembre 1888 et on sait peu de chose sur ses antécédents. Il jouissait d'une bonne santé, a fait des excès alcooliques, n'aurait pas eu la syphilis. Il est paralysé depuis deux ans à la suite d'une attaque avec perte de connaissance, et présente actuellement une hémiplégie vulgaire.

A son entrée, il ne présentait aucun symptôme anormal du côté du cœur, mais il avait le soir, au moment où on le mettait au lit, de l'œdème des deux pieds, plus marqué du côté paralysé. Rien aux poumons. Pas d'albuminurie.

19 juin 1889. — Le malade présente aux deux membres inférieurs un œdème assez notable qui remonte jusqu'aux genoux, et qui est égal des deux côtés.

Rien à noter du côté de l'abdomen, des voies digestives, ni du côté du foie. Aux poumons, signes d'emphysème avec quelques râles sonores. Pas de râles humides.

Au cœur on ne sent pas le choc de la pointe. La matité précordiale est quadrilatérale, intramamelonnaire, d'étendue un peu supérieure à la normale.

Pas de frémissement à la palpation, à l'auscultation souffle systolique doux, sans harmoniques, dont le maximum est très nettement à la région médiocardiaque. Ce souffle ne se propage pas du côté de l'aisselle, n'est pas modifié par la respiration ni par les changements de position. Bruits du cœur normaux à la base. Pas de palpitations. Pouls régulier, assez fort. Athérôme périphérique peu marqué.

Pas d'albuminurie.

10 octobre. — Rien de nouveau à noter. Pas d'albuminurie.

12 novembre. — Pas d'arythmie. Pouls, 88.

Observation XXXIII (personnelle)

Ramollissement cérébral. — Myocardite segmentaire : Souffle systolique médiocardiaque, œdème des membres inférieurs. — Induration de l'aorte.

B..., 71 ans, repasseuse, hospice du Perron, salle Sainte-Clotilde, n° 24, service de M. le professeur Renaut.

Rien d'intéressant à relever dans les antécédents. La malade dit s'être surmenée beaucoup ; à la suite d'une semaine de travail forcé, elle fut prise d'une hémiplégie gauche due vraisemblablement à un ramollissement cérébral. Il s'agit d'une hémiplégie vulgaire avec contractures.

Août 1889. — La malade ne se plaint d'aucun malaise en dehors de ceux qu'elle éprouve du fait de sa paralysie. Pas de palpitations de cœur, pas d'oppression. Aucun trouble digestif. Elle a habituellement les jambes enflées le soir, après être restée assise toute la journée sur son fauteuil, mais l'œdème disparaît presque complètement pendant la nuit. Il reste néanmoins toujours un peu d'œdème latent.

Rien à noter du côté des poumons, pas d'emphysème, ni du côté du foie.

Au cœur on ne sent pas le choc de la pointe, mais la matité précordiale, difficile à délimiter à cause du développement des seins et de la sensibilité exagérée de la malade à ce niveau, paraît être d'étendue à peu près normale. Pas de frémissement à la palpation, à l'auscultation souffle systolique assez intense, mais doux et sans harmoniques surajoutés à maximum nettement médiocardiaque. Le souffle s'entend sur une assez large étendue et se propage un peu dans les divers sens, mais il est à peine perceptible dans l'aisselle. Léger souffle systolique à l'origine de l'aorte.

Pas d'arythmie, pas d'intermittences. Léger athérome périphérique. Pouls fort, battant 80 à la minute.

Pas d'albuminurie.

28 octobre. — Pas d'albuminurie. Râles d'œdème à la base du poumon gauche.

Observation XXXIV (personnelle)

Obésité. — Emphysème pulmonaire. — Myocardite segmentaire : Souffle systolique médiocardiaque. — Œdème des membres inférieurs. — Albuminurie épisodique

A... (Marguerite), 72 ans, hospice du Perron, salle Sainte-Clotilde, n° 4, service de M. le professeur Renaut.

Pas d'antécédents à noter.

La malade est obèse, se plaint de faiblesse générale et de douleurs vives sans localisation bien précise. Elle a une hypérathésie cutanée assez notable. Elle accuse un état d'oppression à peu près continuel, et les palpitations de cœur peu fréquentes.

On ne sent pas le choc de la pointe du cœur, la matité précordiale est de très petite étendue. Pas de thrill. A l'auscultation on trouve un léger souffle systolique de la pointe à maximum très nettement médiocardiaque, souffle très doux, ne se propageant pas du côté de l'aisselle, non modifié par l'arrêt de la respiration ni par la station assise. Pas de bruit anormal à la base. Pas d'arythmie. Pas de souffle tricuspidien. — Pas d'athérôme.

Emphysème pulmonaire : pas de catarrhe.

Rien à noter du côté du foie.

Léger œdème latent.

La malade a eu, il y a quelques mois, une albuminurie assez forte, mais transitoire. Actuellement cette albuminurie n'existe plus.

31 octobre 1889. — Urines neutres, pâles, troubles, formant un dépôt constitué par une grande quantité de globules de pus et quelques cellules épithéliales.

Pas d'albumine après filtration. La malade présente des symptômes de catarrhe vésical.

Œdème assez marqué des jambes ; pas de varices.

Observation XXXV (personnelle)

Sénilité. — Tremblement sénile. — Léger emphysème pulmonaire. — Myocardite segmentaire : souffle systolique médiocardiaque

G..., 76 ans, dévideuse, hospice du Perron, salle Jouve, n° 5, service de M. le professeur Renaut.

Octobre 1889. — On note dans les antécédents de cette malade des troubles gastriques dont elle a souffert pendant trente ans. Depuis l'âge de 46 ans, ils ont disparu. Pas de rhumatisme articulaire aigu, pas de maladies infectieuses. Depuis douze ans environ elle est atteinte d'un tremblement sénile de la tête, des lèvres, des membres supérieurs. Depuis la même époque elle tousse d'une façon presque continue. Depuis trois ou quatre ans, elle éprouve de l'oppression, accompagnée quelquefois d'une sensation d'étouffement. De temps à autre palpitations de cœur.

Actuellement, elle se plaint surtout de son oppression, elle a beaucoup de peine à monter et à descendre les escaliers. Elle n'a pas d'appétit et souffre assez fréquemment du côté de l'estomac, pas de vomissements. Elle accuse encore des étourdissements, des maux de cœur.

Au cœur on sent la pointe faiblement dans le cinquième espace en dedans du mamelon. La matité précordiale est normale, de petite étendue, intramamelonnaire. Pas de thrill.

A la région médiocardiaque, souffle systolique doux, sans harmoniques surajoutés, ne se propageant dans aucun sens, non modifié par la respiration ni par les changements de position. Il existe en outre à la pointe un bruit de frottement diastolique très bref. Rien à la base du cœur. Pas d'arythmie. Un peu d'athérôme périphérique.

La palpation est douloureuse à la région épigastrique et aux hypochondres à peu près également des deux côtés. Pas de tuméfaction du foie.

Aux poumons, signes d'emphysème avec râles d'œdème aux deux bases. Pas d'albuminurie. Pas d'œdème des membres inférieurs.

Observation XXXVI (personnelle)

Rhumatisme chronique. — Emphysème pulmonaire. — Obésité. — Myocardite segmentaire latente : œdème des membres inférieurs

C..., 68 ans, metteuse en main, hospice du Perron, salle Sainte-Marguerite n° 7, service de M. le professeur Renaut.

Antécédents. — Père mort à 72 ans, mère à 63 ans. Antécédents héréditaires alcooliques et rhumatismaux. A l'âge de sept ans, la malade a eu la variole. De l'âge de neuf ans à soixante-un ans, elle a eu cinq fluxions de poitrine.

Pas de chlorose. Pas de troubles menstruels. Pas de couches. Ménopause à 52 ans.

Depuis ce moment, elle s'est mise à grossir et présente actuellement une obésité considérable. Depuis lors aussi elle est facilement oppressée, elle marche avec peine. Depuis quatre ou cinq ans elle a fréquemment des douleurs articulaires généralisées mais atteignant principalement les genoux et les épaules. Ces douleurs ne s'accompagnent que très rarement d'un léger gonflement, il n'y a le plus souvent ni rougeur ni tuméfaction. Jamais elles n'ont revêtu la forme de rhumatisme articulaire aigu et elles n'ont pas produit de déformation des articles.

En 1881, la malade a eu une bronchite pendant laquelle elle a vomi du sang, elle a fait un séjour de deux mois à l'hôpital Saint-Pothin. Depuis ce moment ses jambes enflent pendant la journée pour désenfler pendant la nuit.

Elle est entrée au Perron en 1884 et ne présentait alors aucun symptôme anormal du côté des principaux organes. Les urines étaient normales. On avait noté des symptômes d'emphysème pulmonaire.

Depuis lors elle a présenté une série de bronchites catarrhales à répétition, accompagnées de dilatation cardiaque.

Etat de la malade en janvier 1889 :

Persistance des douleurs articulaires. On ne trouve que quelques craquements dans le genou gauche. La malade se plaint toujours d'oppression et elle s'enrhume très facilement. Respiration obscure, expiration prolongée, sibilances dans toute l'étendue des poumons.

La pression du stéthoscope est douloureuse sur la région précordiale. L'embonpoint de la malade et le volume des seins ne permettent pas de localiser le choc de la pointe et de délimiter nettement l'étendue de la matité précordiale. Les bruits sont sourds. Pas de souffle. Pas d'arythmie.

Œdème des jambes le soir, disparaissant pendant la nuit.

Pas de troubles digestifs.

Pas d'albuminurie.

12 octobre. — Obésité toujours considérable. Oppression continue, douleur

précordiale lorsque la malade fait un effort. Œdème des membres inférieurs comme précédemment.

Au moment où la malade est examinée, cet œdème remonte jusqu'aux genoux.

Au cœur, la matité difficile à délimiter ne paraît pas augmentée d'étendue. On ne sent pas le choc de la pointe. Le premier bruit est sourd et prolongé, le deuxième est dédoublé. Pas d'arythmie.

Rien aux poumons, à part les symptômes d'emphysème. Rien au foie.

Pouls régulier, assez fort, battant 80 par minute. Pas d'athérôme périphérique.

Pas d'albuminurie.

Observation XXXVII (personnelle)

Myocardite segmentaire. — Fièvre typhoïde antérieure

Sœur P..., 41 ans, hospice du Perron, infirmerie des sœurs, service de M. le professeur Renaut.

Père et mère, un frère bien portants. Huit frères ou sœurs morts jeunes.

Antécédents personnels. — Rougeole grave à l'âge de neuf ans. Chlorose. Pas de rhumatisme. Cette malade, qui jusqu'alors avait une assez bonne santé, a eu il y a treize ans une fièvre typhoïde très grave, qui ne fut point traitée par les bains froids. La convalescence fut très longue, et le rétablissement complet n'est arrivé qu'au bout d'un an environ. Elle a eu ensuite plusieurs années de santé assez bonne, quoique délicate.

Depuis six ans, elle éprouve des palpitations de cœur. Elle s'enrhume avec une très grande facilité. Récemment, à la suite de fatigues, elle a eu de l'œdème des membres inférieurs qui a disparu rapidement sous l'influence du repos.

Actuellement (septembre 1889), on constate du côté du cœur une arythmie considérable, sans intermittences vraies. La pointe bat dans le cinquième espace au-dessous et en dedans du mamelon. La matité précordiale est intramamelonnaire et d'étendue normale. Pas de thrill. On entend à la région médiocardiaque un souffle systolique très doux et très léger qui n'est perceptible qu'en un point très limité et ne présente pas les caractères des frottements, ni des souffles extracardiaques. Rien à la base du cœur.

La malade éprouve fréquemment, lorsque l'irrégularité du cœur est très marquée, une sensation d'absence, de vide, d'anéantissement des forces.

Presque constamment elle ressent une douleur dans le côté gauche.

Le pouls est petit et traduit l'arythmie cardiaque. Pas d'athérôme.

Rien aux poumons ni du côté du foie.

Pas d'œdème des membres inférieurs. Pas d'albuminurie.

Observavion XXXVIII (personnelle)

Dothiénentérie. — Endocardite infectieuse. — Myocardite segmentaire.

Sœur C..., 27 ans, hospice du Perron, infirmerie des sœurs, service de M. le professeur Renaut.

Mère morte à 61 ans, d'une pleurésie. Père vivant, bien portant actuellement, a eu il y a une dizaine d'années un abcès à la jambe, probablement un abcès froid. Plusieurs frères ou sœurs : trois sont en bonne santé, deux sont morts de la fièvre typhoïde, une sœur est morte en couches.

Comme antécédents particuliers, la malade a eu une pleurésie il y a huit ans. Elle a été malade trois semaines. Depuis lors elle a gardé une douleur dans le côté, mais elle n'a plus toussé et s'est bien portée. Aucun autre antécédent : pas de rhumatisme articulaire, pas de maladies infectieuses.

Il y a quatre mois, elle a pris une fièvre typhoïde. Cette affection a été très grave. La malade a pris vingt-et-un bains, mais on a été obligé de suspendre ce traitement à cause de l'existence d'une pneumonie concomitante. Séjour au lit de sept semaines, pendant lesquelles les accidents pulmonaires ont persisté. Lorsque la malade s'est levée elle a commencé à éprouver des palpitations de cœur qui se produisaient surtout au moment des efforts, de la marche, mais existaient même au repos. Déjà quelque temps auparavant, lorsqu'elle commença à manger, la malade avait eu plusieurs syncopes dont l'une dura une heure. Il y en eut encore quelques-unes les premiers jours où la malade se leva, lorsqu'elle était restée debout un instant. En tout sept ou huit syncopes. En même temps pendant quinze jours œdème assez marqué autour des malléoles, qui disparaissait pendant le repos de la nuit.

La malade vint au Perron le 3 septembre 1889. Elle se levait depuis quinze jours environ. Elle était encore très faible, ne pouvait faire que quelques pas et avait une peine extrême à monter les escaliers.

Palpitations de cœur très violentes et très fréquentes. Le pouls était extrêmement faible, presque insensible, très arythmique. Au cœur on entendait un souffle systolique qui s'entendait dans toute la région précordiale, souffle peu intense, accompagné d'harmoniques, dont le maximum était à la base du cœur, mais qui se propageait un peu aussi du côté de l'aisselle.

Arythmie très notable. Pas d'hypertrophie du cœur.

L'œdème des membres inférieurs avait disparu et ne s'est plus reproduit.

Les symptômes pulmonaires n'existaient plus non plus, et de ce côté il n'y avait rien d'important à noter.

Ce qui dominait, c'était l'état de faiblesse considérable, qui permettait à peine à la malade de faire quelques pas sans éprouver une tendance à la lipothymie avec de violentes palpitations de cœur, c'était l'arythmie cardiaque et la faiblesse extrême du pouls.

14 octobre. — L'état de la malade s'est très rapidement amélioré pendant son séjour au Perron. Elle a repris la plus grande partie de ses forces, mais elle est encore très sujette aux palpitations et elle est facilement essoufflée, surtout lorsqu'elle monte les escaliers.

Fonctions digestives excellentes.

Du côté du cœur on constate les symptômes suivants :

Pas d'hypertrophie. La pointe bat très faiblement un peu au-dessous et en dedans du mamelon, la matité précordiale est normale. Léger thrill à la palpation. Souffle d'intensité moyenne dont le maximum est nettement à la base du cœur. Ce souffle systolique, avec harmoniques, se propage du côté de l'aorte, mais non du côté de la pointe. Le deuxième bruit est dédoublé.

La malade tousse un peu la nuit. A l'auscultation on trouve des râles d'œdème très nets à la base gauche. Dans le reste des poumons la respiration est normale.

La palpation de la région hépatique est douloureuse. La matité hépatique n'est pas agrandie.

Pas d'œdème des membres inférieurs.

Pas de cyanose du visage ni des extrémités.

Le pouls est toujours très petit, mais il est maintenant régulier.

Pas d'albuminurie.

Observations XXXIX et XL

(J. Dejerine. — Société de Biologie, 26 décembre 1885)

Fièvre typhoïde.— Mort subite.— Dissociation segmentaire du myocarde

Deux faits que j'ai eu l'occasion d'observer me permettent d'affirmer que dans certains cas la mort subite des typhiques peut être la conséquence d'altérations particulières du myocarde, en tous points semblables à celles qui ont été décrites chez les asystoliques par Renaut et Landouzy sous le nom de désintégration granuleuse du myocarde.

Le premier de ces faits concerne un homme de 28 ans, convalescent de fièvre typhoïde, pour laquelle il était entré à l'Hôtel-Dieu dans les premiers jours de juillet 1883. Pendant la convalescence, cet homme fut atteint de pleurésie, que la ponction exploratrice démontra être de nature purulente. Je me décidai à faire l'opération de l'empyème, après avoir avec grand soin examiné l'état du cœur qui ne presentait absolument rien de particulier à noter. Les battements étaient réguliers, peu fréquents (76), le choc du cœur nettement frappé et les bruits parfaitement normaux à l'auscultation. La pleurésie siégeait à droite. L'empyème donna issue à un litre et demi de pus. Pendant que l'on pratiquait le lavage de la plaie avec une solution phéniquée, le pouls s'arrêta tout à coup, le cœur avait cessé de battre, les mouvements respiratoires persistèrent au contraire pendant plus de dix minutes, et par aucun moyen on ne put réveiller les battements du cœur.

Le deuxième fait concerne une femme que j'ai observée à l'Hôtel-Dieu l'année dernière. Il s'agit d'une tabétique entrée dans le service avec la fièvre typhoïde. Cette fièvre évolua d'une façon normale avec prédominance de symptômes nerveux et, vers la fin de juillet, la malade entrait en pleine convalescence et commençait à manger, toute trace de fièvre ayant disparu depuis plusieurs jours.

Le 8 août au matin, un peu avant la visite, cette malade mourut subitement en s'asseyant sur son lit. A aucune période de son affection, soit pendant la fièvre elle-même, soit pendant la convalescence, elle n'avait présenté aucun symptôme quelconque du côté du cœur. La veille encore de sa mort, son pouls était fort et régulier, 65 par minute, et l'auscultation du cœur ne révélait rien d'anormal.

Dans ces deux cas, voici les altérations que présentait le cœur :

Tout d'abord, l'organe avait sa forme et son volume ordinaires, peut-être un peu dilaté. Rien à noter du côté du péricarde. Pas de lésions valvulaires. Mais dans les deux cas le myocarde était plus pâle qu'à l'état normal et remarquablement mou et flasque, s'affaissant sur la table, gardant l'empreinte du doigt, etc.

L'examen microscopique montrait les particularités suivantes :

En dissociant un fragment du cœur pris à l'aide de ciseaux, on remarquait que ce fragment, agité dans l'eau par les aiguilles, se réduisait en une fine poussière, et cela pour les fragments pris dans n'importe quelle partie du cœur gauche ou du cœur droit.

En colorant la préparation au picro-carmin et en l'examinant à un fort grossissement (obj VII ocul. I Verick), il était facile de constater que le myocarde était fragmenté (comme après l'action de la potasse à 40 %) et que chaque fragment était constitué par une cellule musculaire isolée, présentant à ses extrémités l'apparence irrégulière bien connue du trait scalariforme d'Eberth. Le noyau central de chaque cellule musculaire était normal, et la substance contractile elle-même ne présentait aucune espèce d'altération, *pas trace de dégénérescence granulo-graisseuse, protéique ou pigmentaire.*

La lésion du myocarde, dans ces deux cas, consistait uniquement en une disparition, un décollement du ciment intercellulaire d'Eberth qui, comme on le sait, unit entre elles à l'état normal les cellules musculaires de la fibre cardiaque.

OBSERVATION ADDITIONNELLE (communiquée par M. le professeur Renaut.)

Sénilité. — Ramollissements cérébraux multiples. — Myocardite segmentaire : Arythmie et souffle systolique médiocardiaque. — Erysipèle de la face, guérison. — Mort par affaiblissement progressif.

C..., 71 ans, ouvrière en soie, hospice du Perron, salle Sainte-Marguerite, 27.

Antécédents. — Deux attaques de rhumatisme articulaire aigu : l'une à 30 ans, l'autre à 50 ans. Depuis la dernière, palpitations et oppression. De 1881 à 1888, série de ramollissements cérébraux, qui ont abouti à une hémiplégie gauche avec contractures. Aphasie incomplète.

Depuis longtemps déjà la malade avait fréquemment de l'œdème des jambes et présentait une arythmie notable du cœur et du pouls et l'ensemble des signes de la myocardite segmentaire essentielle : pas d'hypertrophie du cœur, matité rectangulaire, choc précordial diffus dans le cinquième espace, souffle systolique médiocardiaque très léger. Rien aux poumons. Pas d'albuminurie. Pâleur des téguments.

Le 21 novembre 1889 apparaît un érysipèle de la face qui s'étend les jours suivants, sans envahir le cuir chevelu, pour disparaître dans les premiers jours de décembre. On note une albuminurie assez forte et quelques râles d'œdème pulmonaire. La température, qui oscillait les premiers jours entre 39°5 et 40°8, descend à 37°5 et 38°5.

La malade, après la disparition de l'érysipèle, reste prostrée, s'affaiblit progressivement, et meurt le 5 décembre avec de la cyanose et du râle trachéal.

L'albuminurie avait presque complètement disparu.

Autopsie du cœur.— Poids : 355 grammes. Très faible degré de surcharge adipeuse ; pas de pénétration du tissu adipeux dans l'épaisseur du myocarde. Celui-ci présente la teinte feuille morte, mélangée avec la coloration normale, dans les ventricules qui sont friables et se déchirent facilement.

La valvule auriculo-ventriculaire est un peu épaissie, mais sans déformation, et d'ailleurs saine. Les muscles moteurs valvulaires de la mitrale présentent à un haut degré la dissociation segmentaire. Quand on les dissocie avec des aiguilles dans une goutte d'eau éosinée, on les voit se résoudre en leurs cellules musculaires. Dans le ventricule, la lésion existe surtout répandue en foyers. On trouve à peine quelques plaques d'athérôme aortique. Le myocarde de l'infundibulum aortique présente sous l'endocarde des fibres musculaires particulièrement jaunes, décolorées. Pas d'oblitération ni d'athérôme des coronaires.

Le *Cerveau* présente divers foyers de ramollissement cortical.

Reins petits, lobulés, sans atrophie aucune de la substance corticale. Le droit est beaucoup plus petit que le gauche ; cette atrophie a toutes les apparences d'une lésion d'arrêt de développement, et nullement d'une atrophie de néphrite.

Foie. — Normal sauf une atrésie de la vésicule biliaire remplie de calculs.

Poumons. — Traces infimes d'ancienne tuberculose dans les poumons.

Engouement agonique de la base du poumon gauche.

TABLE DES MATIÈRES

Pages

Introduction et Historique 7

Chapitre Ier. — Description sommaire de la myocardite segmentaire essentielle 30

Chapitre II. — Des formes particulières de la myocardite segmentaire essentielle 75

Chapitre III. — Relations du syndrôme cardiaque de la myocardite segmentaire essentielle avec les états morbides concomitants 84

Chapitre IV. — Marche, durée, terminaisons 95

Chapitre V. — Etiologie générale 104

Chapitre VI. — Anatomie générale et considérations pathogéniques 109

Chapitre VII. — Diagnostic, Pronostic, Traitement 132

Pièces justificatives 146

Imprimerie A. Bonnaviat, rue Sainte-Catherine, 13.

Lyon. — Imprimerie A. BONNAVIAT, rue Sainte-Catherine, 13.

www.ingramcontent.com/pod-product-compliance
Ingram Content Group UK Ltd.
Pitfield, Milton Keynes, MK11 3LW, UK
UKHW020125200726
13856UKWH00002B/744

9 782011 341198